AF391198

MEMOIRES INSTRUCTIFS

SUR L'USAGE

DE

DIFFERENTS REMEDES

SPECIFIQUES

POUR LES ARME'ES

DU ROY,

& les Malades de la Campagne.

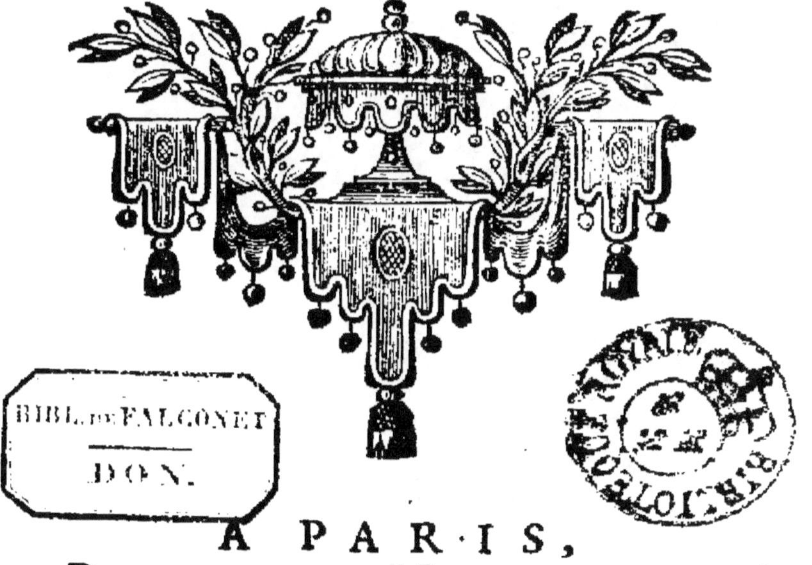

A PARIS,

Chez PIERRE LE MERCIER, rue saint Jacques, près S. Yves, à S. Ambroise.

____

M. DCCV.

Avec Approbation & Permission.

AVERTISSEMENT.

DAN s le Traité que j'ay donné au Public ſur les Maladies les plus frequentes, j'ay parlé de la nature, des cauſes, des progrez, & de la gueriſon de chacune de ces Maladies en particulier.

Mon deſſein a été dans ces Memoires, que je donne à preſent au Public, de me borner à l'uſage des Remedes que j'avois déja preſcrits, pour en faciliter la pratique à ceux qui voudront s'appliquer à guerir à peu de frais les pauvres Malades de la Campagne, & ſur tout les Soldats des Armées du Roy, que leur ſituation éloigne ſouvent des ſoulagements qu'on trouve dans les Villes. Dans les Regimes differents que je preſcris, je commence preſque toûjours par les secours ordinaires , tels que les Saignées , les Boissons , les Lavemens , &c. qui suffisent quelquefois pour faire cesser des Maladies naissantes : mais lorsque ces Maladies deviennent opiniâtres & rebelles , je conseille d'employer des Specifiques , dont la vertu m'est connue par une experience de plusieurs années.

Entre ces Specifiques , celuy qui tient le premier lieu , & qui est le plus universel, est la Pierre de Porc, soit prise simplement, soit préparée pour les Pauvres. Je m'étends fort au long sur les differentes Methodes qu'on doit observer , lors que l'on s'en sert dans diverses Maladies. A l'égard des autres Remedes , je me contente de proposer leur usage , & la maniere de les prendre ; renvoyant ceux qui voudroient s'instruire plus à fonds sur leurs préparations , à mon Traité des Maladies les plus frequentes , dont j'ay été souvent obligé d'extraire les endroits qui concernent l'ufage de ces Remedes differents.

On trouvera encore dans ces Memoires un Article dans lequel je donne un Remede tres-feur , & tres-facile à pratiquer contre les Maladies honteufes qui defolent affez fouvent les Troupes, faute de commoditez pour s'en faire foulager.

J'ofe me flatter que la publication de ces Memoires ne diminuera rien de la confiance dont le Public m'honore depuis fi long-temps , & que leur ufage fera tres-utile aux Malades des Armées & de la Campagne , dont la guerifon eft l'unique but que je me fuis propofé.

Tous les Pauvres feront bien receus chez moy , de puis cinq heures & demie du matin jufques à fix & demie en Eté , & depuis fept jufques à huit heures en Hyver : Je les écoûteray avec attention , & leur donneray des Remedes *gratis* pour toutes for-

tes de Maladies ; mais je ne rece-
vray point de Lettres, ni de Con-
sultations de Province, qu'elles
ne me soient rendues par quelqu'un, qui en vienne retirer la ré-
ponse.

Je donneray mes Remedes à
ceux qui voudront prendre la com-
mission de les distribuer à la Campagne, pourvû que je les con-
noisse gens de probité, & de bon-
nes mœurs. Pour la seureté du Public, j'avertis qu'ils seront toûjours composez de ma main, &
cachetez de mes Armes.

A MONSEIGNEUR

MONSEIGNEUR

CHAMILLART.

MINISTRE,

SECRETAIRE D'ETAT,

ET

CONTROLLEUR GENERAL

DES FINANCES.

ONSEIGNEUR,

La confiance respectueuse
que m'inspirent les Bontez de

EPITRE.

VOTRE GRANDEUR, &
l'honneur que j'ai d'approcher
quelquefois d'Elle, sembloient
devoir suffire pour m'engager
à publier ce petit Traité sous
ses auspices. Cependant je
n'eusse osé prendre cette liber-
té, si je n'y avois été déter-
miné par d'autres raisons es-
sentielles. Je ne l'ai composé,
MONSEIGNEUR, que
dans la vûe de procurer aux
Troupes de Sa Majesté des
Remedes prompts, seurs &
faciles contre la plus grande
partie des Maladies dont elles seroient attaquées ; &
l'utilité seule qu'elles en peu-

vent retirer, m'a persuadé
que ce Tribut pouvoit être
agréé par VOTRE GRAN-
DEUR.

Toute la France, MON-
SEIGNEUR, se fait un de-
voir d'applaudir au discerne-
ment, à la vigilance, à la
sagesse, à l'équité, & à tant
d'autres vertus que votre mo-
deration prend soin de cacher,
& qui ne laissent pas d'éclater
dans le cours d'un Ministere
aussi laborieux que le vôtre.
C'est à moy d'admirer dans
le silence, & de respecter un
sujet d'Eloge, réservé pour des

Plumes plus sçavantes que la mienne. Mais du moins VOTRE GRANDEUR *voudra bien me permettre de rendre hommage à cette bonté vrayement paternelle, qui vous rend si sensible aux besoins de tout le Peuple en general, & des Soldats en particulier. Ouvrir quelques voyes pour le soulagement des uns & des autres, est un seur moyen de plaire à* VOTRE GRANDEUR.

Souffrez que je le publie, MONSEIGNEUR; *tel a été le motif qui m'a*

EPITRE.

fait rassembler dans une
Methode abregée , ce que
des Recherches assidues , &
une experience de plusieurs
années dans ma Profession ,
m'ont pu fournir de plus cer-
tain , en faveur des Ma-
lades , que le Tumulte des
Armées empéche souvent de
recevoir les secours ordinaires. Heureux si cet essay de
mon Zele peut conserver à
quelques - uns d'eux une Vie
qu'ils font gloire de prodi-
guer pour le Service du plus
grand ROY du Monde ,
& s'il peut contribuer à vous
convaincre de l'attachement

EPITRE.

inviolable, & du respect
tres - profond avec lequel je
suis,

MONSEIGNEUR,

DE VOTRE GRANDEUR,

Le tres - humble & tres-
obéiſſant Serviteur,
HELVETIUS.

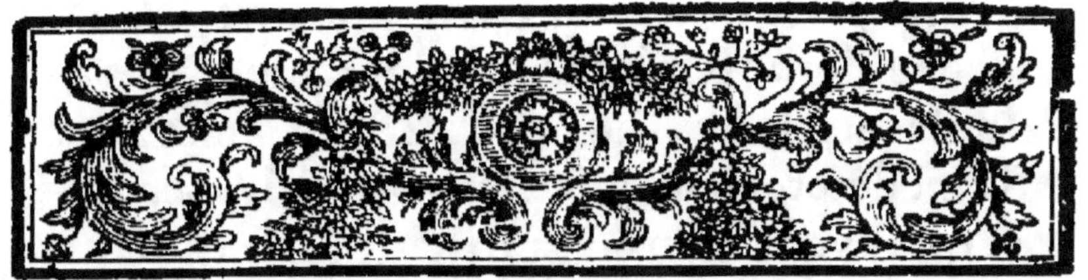

METHODE
POUR TRAITER
LES FIEVRES MALIGNES,
ARDENTES, CONTINUES,
DOUBLES-TIERCES CONTINUES,
INTERMITTENTES,

& autres Maladies par l'usage de la Pierre de Porc.

POUR peu qu'on veuille consulter l'Histoire naturelle des Indes, on y apprendra que les Peuples de ce Pays mettent la Pierre de Porc infiniment au-dessus de tous les autres Remedes. Elle produit chez eux des effets si surprenants, qu'ils ne font pas difficulté de l'appeller le Remede universel. Depuis que l'usage de cette Pierre a passé en Europe, on s'en sert communément en Angleterre & en Hollande, & sur tout en Portugal, où lors qu'une perſonne d'un Rang diſtingué eſt attaquée d'une Maladie conſiderable, on s'adreſſe au Roy, qui prépare lui-même ce Remede precieux, & l'envoye à la perſonne qu'il veut bien en gratifier. J'oſe dire que je ſuis le premier qui l'ai introduit en France; & je puis aſſeurer, aprés un grand nombre d'experiences, ſoûtenues par de ſerieuſes réflexions, que cette Pierre eſt le plus excellent de tous les Sudorifiques : C'eſt à quoi je me reſtrains ; car je ne conviens pas avec les Indiens, qu'elle ſoit un Remede abſolument univerſel : Je m'explique.

On conçoit aiſément qu'il y a des Remedes éficaces & excellents dans leur eſpece; les uns plus, les autres moins. Quelques-uns ſont propres à purger, les autres à faire vomir, les autres à faire ſuer ; d'autres à faire uriner, d'autres à faire dormir, & d'autres enfin à fortifier : Mais il eſt impoſſible de comprendre que le Remede le plus ſouverain puiſſe ſeul ſatisfaire à ces beſoins divers, qui ſont produits par des cauſes differentes, & qui par conſequent demandent differentes ſortes d'évacuations. C'eſt en partie ce qui a donné lieu de dire que la Medecine eſt une Science d'occaſion. La Nature elle-même nous le confirme, puis qu'elle nous déclare les voyes, par leſquelles elle veut eſtre ſoulagée. Il eſt du devoir d'un Me-

decin de la suivre dans ses differents mouvements, & dans ses differentes indications,
sans quoi l'on ne réussit jamais: Par Exemple.

Lors que la Maladie est causée par une
trop grande plenitude de Sang, le seul
moyen d'y remedier, est de désemplir
promptement les Vaisseaux par la Saignée.
A peine est-elle achevée, qu'un Malade qui
étouffoit se sent plus libre, & respire à son
aise. Quand l'Estomac est surchargé d'humeurs, on ne sçauroit dégager la Nature du
poids qui l'accable, que par le vomissement
qui apporte un soulagement soudain. Si le
Ventre est embarassé d'un amas de Bile, c'est
par les Purgations & les Lavements qu'on
peut le soulager. Enfin, c'est par les Sudorifiques qu'on purifie le Sang, & que l'on reme-
die à ses alterations. Il est vrai que la Nature
étant quelquefois assez forte & assez vigou-
reuse pour se débarasser d'elle-même, forme
alors des Cryses, & évacue la trop grande
plenitude du Sang, par des Saignements de
Nez, ou par un Flux d'Hemorroïdes; dégage
l'Estomac par des Vomissements, & le bas-
ventre par un Flux de Bile ou d'Urine, & purifie la Masse du Sang par des Sueurs abondantes. Mais quand la Nature est trop foible, pour agir d'elle-même, il faut necessaire-
ment que l'Art vienne à son secours, avec differents Remedes, pour procurer des évacua-

tions suivant les difpofitions differentes. Or
comment s'imaginer qu'un feul Remede puiffe fuffire à tant d'Operations diverfes, & fouvent oppofées ? C'eft cependant ce qu'il faudroit fuppofer, pour pouvoir le nommer
univerfel.

Au refte, lors qu'on neglige de fecourir la
Nature, & qu'on laiffe trop long-tems féjour-
ner les Humeurs dans les premieres voyes,
elles paffent bien-toft dans le Sang, l'alterent,
& en troublent la Fermentation naturelle.
Quand ces Matieres impures fe font mélées
avec le Sang ; alors quelques differents que
foient les Symptômes, le vice des Liqueurs
doit toûjours être regardé comme l'unique
caufe de la maladie ; car les Maladies con-
fiderées féparément, ne different entr'elles
que felon la nature, & felon les differents
degrez des levains qui produifent l'alteration du Sang. On a beau s'obftiner à continuer la Saignée, & à purger dans ces occafions, la Maladie fubfifte également ; il n'y
a que les feuls Sudorifiques capables d'y
remedier ; parce qu'en purifiant le Sang,
ils le volatilifent, corrigent fes principes, &
facilitent la Circulation. Ce Syftême n'eft
point nouveau ; il eft conforme à la pratique
des plus fçavants Medecins; & c'eft précife-
ment dans cet état, que je confeille l'ufage de
la Pierre de Porc, qui eft un Sudorifique

d'une qualité superieure à tous les autres, & qui est Specifique pour séparer du Sang, par la transpiration, toutes les humeurs vitiées de quelque nature qu'elles soient; pour rectifier les Liqueurs, & pour rétablir l'œconomie dans toutes leurs parties. Ce Remede cependant ne doit point être employé, quand les Maladies ne font que commencer. Il faut alors avoir recours aux Remedes generaux, & ne rien negliger pour dégager le Malade, tant par la Saignée, que par l'Emetique, la Purgation, &c. On peut s'asseurer que cette Pierre ne manquera pas de produire les effets que j'en promets, fondé sur le grand nombre d'experiences que j'en ai faites. Les Incredules pourront se convaincre de ce que j'avance, en lisant les Exemples que j'en rapporte dans mon Traité des Maladies les plus frequentes, & en s'informant des Cures éclatantes que ce Remede opere tous les jours, dans les conjonctures les plus extraordinaires.

Il est souverain contre toute sorte de Vapeurs melancholiques, de Maux de Tête, de Vertiges, d'Etourdissemens, de Tintemens d'Oreilles, de Tressaillemens de Nerfs, & de Mouvemens convulsifs, qui arrivent tant aux Hommes qu'aux Femmes, & qui font ordinairement accompagnez de Défaillances, de Nausées, de Vomissemens, de

Battements de cœur, de Tristesse, de Ter-
reurs, d'Inquietudes & de Dégouts. Il guerit la plûpart des Epilepsies naissantes, le
Scorbut, les Pâles-couleurs inveterées, &
rétablit les Enfants en Charte: Il appaise aussi les douleurs du Rhumatisme universel, &
produit des effets surprenants dans toutes les
Maladies rebelles, dont les causes sont souvent inconnues. Mais il est important d'observer (depeur de s'y tromper) que ces differentes Maladies exigent differentes préparations de cette Pierre ; & qu'ainsi la Pierre
de Porc naturelle, & non préparée qu'on
employe contre les Fiévres, ne seroit d'aucun usage contre les Vapeurs, & autres
Maux de differente espece.

Lorsque cette Pierre est mêlée avec des com-
positions convenables aux Maladies, elle augmente infiniment la vertu des autres Remedes, & procure toûjours une guerison plus
prompte, & plus seure.

Le Malade se sent toûjours soulagé dés les
premiers jours de l'usage de ce Remede. On
n'en donne pour l'ordinaire que vingt quatre prises dans les Maladies longues & inveterées ; mais quelquefois on est obligé
d'en donner jusqu'à cinquante prises : Cela
n'arrive que dans les Maladies qui paroissent
incurables. Et comme ces sortes de Maux
demandent la présence du Medecin, ou une

Confultation particuliere , je ne prefcris point de Methode dans ces occafions , parce qu'elles exigent des Regimes differents ; mais dans les Maladies fuivantes , il faudra obferver exactement ce qui eft prefcrit pour parvenir à une parfaite guerifon.

Methode à obferver dans le commencement des Fiévres.

LOrs qu'un Malade fe trouvera attaqué de Fiévre ardente, continue, ou double-tierce continue , il faut d'abord lui faire donner un lavement rafraichiffant & purgatif, compofé d'une once de Cafle délayée dans une chopine de petit lait, ou d'une décoction d'Herbes rafraichiffantes , dans laquelle on delayera trois onces de Miel violat , ou autre pour dégager promptement le bas-ventre. Une heure aprés qu'il l'aura rendu , on lui fera tirer une, deux, ou trois Palettes de Sang du bras , felon l'âge & le temperament ; car la Saignée ne peut jamais nuire dans le commencement de toute forte de Maladies accompagnées de Fiévre. Elle empêche que le Sang ne s'extravafe : elle prévient l'Inflammation , les Fluxions , & diminue les Dépots qui fe feroient formez fur les parties enflammées. On donnera toûjours un verre d'eau ou de tifane immediatement aprés la Saignée, & un Bouillon une demie-heure aprés.

Quant au nombre des Saignées qui se doivent faire, il se regle ordinairement sur les forces du Malade, sur la violence du mal, & sur la qualité du Sang.

On fera boire au Malade des Tisanes faites avec les Racines de Nenuphar & d'Ozeille, le Chiendent & la Réglisse, pour détremper les humeurs.

Sur le soir on lui donnera un lavement, & on le saignera encore : ce que l'on réïterera trois ou quatre fois de suite, pour débarasser & désemplir les Vaisseaux. On connoistra s'ils le sont suffisamment, lors que les Symptômes de la Maladie diminuëront, & lors que le Pouls sera moins dur, & plus dégagé. On pourra même venir à une Saignée du Pied, quand la Tête sera occupée, & qu'il y aura des dispositions au Transport. Si le Malade est d'une constitution délicate, il ne le faudra saigner qu'une fois chaque jour, & même il sera quelquefois de la prudence de laisser passer un ou deux jours, sans lui rien faire ; pourvû que le mal ne soit pas pressant. Pour lors on se contentera de le fortifier par des Cordiaux, & par les Boissons les plus temperées : car la plûpart des Maladies qui n'ont aucun caractere de malignité, se terminent ordinairement, en peu de jours, par la diéte & par le repos. Mais si le mal ne diminue point,

on

en aura recours à la Poudre vomitive, dont
on donnera une prise au Malade à la fin d'un
des Redoublements, pour débarasser son estomac, s'il se trouve chargé d'humeurs : ce
qui se connoit facilement par des souleve-
ments de cœur par des rapports, & par des
envies continuelles de vomir.

Le jour suivant, on purgera le Malade avec
les Pillules purgatives, deux heures aprés
qu'il aura pris un Boüillon, ou à la fin d'un
Redoublement ; observant tout ce qui est
marqué dans le Memoire de leur usage : &
l'on diminuera les doses à proportion de
l'âge & des forces. Les Malades qui n'auront
pas besoin de vomir, ou qui auront la Poitrine trop foible, se purgeront deux jours de
suite avec les Pillules purgatives ; en cas
qu'on remarque en eux, une grande abondance de bile & d'humeurs dans les premieres voyes : ce qui se connoît par la plenitude
& par le gonflement du bas ventre.

On donnera au Malade un ou deux Lavements par jour, tant qu'il aura de la Fiévre, & on ne le nourrira que de Boüillons
rafraichissants faits avec la Roelle de Veau,
un gros Poulet, ou autre Volaille, & ren-
dus plus ou moins forts, selon le besoin,
en y ajoûtant un morceau de Tranche de
Bœuf, où deux ou trois cœurs de Veau coupez & lavez. On donnera les Boüillons de

trois en trois heures, ou de quatre en quatre heures. On pourra encore faire prendre au Malade quelques cueillerées de Gelée entre ſes Boüillons, & on le fera boire à propor-tion que la Fiévre ſera plus ou moins arden-te. Il faut obſerver de ne lui point donner de Boüillon dans la force du Redoublement, & ſe contenter alors de lui faire boire quelques verres de Tiſane ou d'Eau de Poulet faite avec les quatre Semences froides, en vûe de le rafraichir.

Si la Fiévre diminue conſiderablement par ces Remedes generaux, on les conti-nuera auſſi-bien que le Régime, juſqu'à ce que le Malade ſoit abſolument gueri, ce qui arrive tres-ſouvent. Mais ſi elle ne ceſſe pas, les perſonnes de bon ſens conçoivent ai-ſément, qu'aprés avoir ſuffiſamment ſai-gné, purgé & préparé un Malade par les Boiſſons, on le peut enſuite guérir par la Sueur & par le Sommeil. Ce ſont les effets que produit la Pierre de Porc, lors qu'on la donne de la maniere que je le preſcris.

Methode pour donner la Pierre de Porc, dans les Fiévres ardentes, continues, & doubles-tierces continues.

APrés avoir employé les ſecours ordinai-res que nous venons de marquer, ſi l'on voit que le ſixiéme ou le ſeptiéme jour il n'y

aît point apparence de guerifon , on fera
prendre au Malade huit grains de la Pierre
de Porc (car c'eft la dofe ordinaire) quelque temps avant le Redoublement , ou à
l'entré du Redoublement , en cas qu'il a-
vance. On obfervera fur tout que ce foit au
moins trois heures aprés que le Malade aura
pris de la nourriture , afin que la digeftion
foit entierement achevée, & qu'il ne fe trouve point dans l'eftomac d'aliments qui puiffent l'embaraffer , & empêcher l'effet du
Remede. Le Malade avalera cette Poudre
envelopée dans du Pain à chanter , avec un
peu de Vin immediatement par-deffus , &
un Boüillon deux heures aprés.

Auffi-toft qu'il aura pris ce Remede , on
aura foin de le bien couvrir , & de le faire
tenir tranquilement dans le lit , fans qu'il
fe découvre,ou fe remue trop: parce que l'a-
gitation feroit capable d'empêcher , ou de
faire ceffer la Sueur. On aura foin de l'ef-
fuyer , lors que la Tranfpiration ou la Sueur
aura duré environ cinq heures , ou même
moins de temps , felon que les forces le permettront ; ce qu'on connoîtra par quelques
Palpitations de Cœur , ou par une efpece de
Foibleffe & de Défaillance.

Dans les Fiévres continues ondoit réïterer
le Remede de douze en douze heures , gar-
dant toûjours la même conduite. Les Mala-

des se trouveront toûjours soulagez, & la
plûpart mêmes seront guéris dés la troisiéme
ou quatriéme prise, pourvû qu'on observe
ce qui est necessaire pour rendre la Sueur
abondante, & pourvû qu'il n'y ait point
d'accidents extraordinaires dans la Maladie;
mais dix ou douze prises guériront seurement, à moins que la Maladie ne fût à son
dernier periode, & qu'il n'y eut Ulcere,
Abcez dans le Corps, ou Alteration considerable dans les Visceres. En ce cas, ni la vigilance, ni l'habileté du Medecin, ni aucuns
Remedes ne pourront procurer que rarement
une guerison certaine.

On purgera tous les quatre jours, pendant
l'usage de la Pierre de Porc, avec les Pillules
purgatives, & on observera de ne jamais
purger les jours de Crise, tels que sont le
cinquiéme, le septiéme, le neuviéme, l'on-
ziéme, le quatorziéme & le vingt-uniéme
de la Maladie, supposé qu'il n'y ait pas un
danger pressant de differer la Purgation. Cependant si dans ces jours critiques, la Sueur
n'étoit pas universelle, on pourroit la faciliter, en donnant à l'instant au Malade
une prise de la Pierre de Porc, qui ne manquera pas de rendre la Crise parfaite; à moins
que le malade n'eût un cours de ventre considerable, qui précipitât trop vîte le Remede
par les selles.

Methode pour donner la Pierre de Porc dans les Fiévres malignes , peſtilentielles & pourpreuſes.

LOrs que dans les Fiévres continues, on s'apperçoit par les Symptomes dont elles ſont accompagnées, qu'il y a de la malignité, on doit ceſſer de faire ſaigner le Malade, moderer l'uſage des Lavements , & recourir promptement à l'uſage de la Pierre de Porc, dont on donnera une priſe de douze en douze heures , obſervant le même régime que dans les Fiévres ardentes continues. On fera boire au Malade de la Tiſane faite avec la Racine de Scorſonnaire, la Raclure de Corne de Cerf , &c.

Dans les intervales des priſes de la Pierre de Porc , on pourra donner au Malade pour Cordiaux la Potion décrite dans le Memoire de l'Elixir Theriacal , & on la continuera pendant tout le cours de la Maladie.

Ce Cordial fortifiera le Malade , aidera à chaſſer le venin , & entretiendra une tranſpiration douce, qui contribuera à le guerir plus promptement.

Quand les Fiévres malignes ſont ſuivies d'accidents fâcheux, tels que ſont l'oppreſſion de Poitrine, le gonflement & la tenſion du bas ventre, l'embaras , les peſanteurs de

Tête, ou le transport au Cerveau, les mouvements convulsifs, les envies de vomir, les insomnies, on doit changer de Remede ; & au lieu de la Pierre de Porc, on doit donner d'abord la Poudre vomitive, ou les Pillules purgatives, qu'on réïterera, s'il est necessaire, parce que les accidents demandent alors de grandes évacuations. Le besoin de réïterer se fait facilement connoître par l'opiniâtreté des Symptomes que nous venons de décrire.

Lors que l'évacuation aura été suffisante, on pourra sur le soir faire prendre au Malade la Teinture de Corail Anodine, pour le tranquiliser, & l'on en reviendra dans la suite à l'usage de la Pierre de Porc, comme au Remede specifique.

Si malgré les secours que nous venons de marquer, la Fiévre s'opiniâtre, & continue au de-là du quatorziéme jour, comme cela peut arriver, lors qu'il y a de la malignité ; quoiqu'il y ait alors peu de sujet d'esperer, on doit néanmoins joindre à l'usage de la Pierre de Porc, celui de la Tisane de Quinquina, dont on se servira comme d'une Tisane ordinaire. Elle aidera à arrester le cours de la Maladie, pourvû qu'on la donne suivant la Methode que nous avons prescrite.

Methode pour donner la Pierre de Porc dans la petite Verole, & dans la Rougeole.

LA petite Verole & la Rougeole ont beaucoup de rapport; car la cause en est la même, avec cette difference neanmoins que le levain de la Rougeole étant beaucoup plus subtil & plus dégagé, se dissipe plus vîte, & sans suppuration.

Au reste, on traite ces deux Maladies de la même maniere. Si la Fiévre est petite, & si les Pustules sortent facilement, sans que leur éruption soit accompagnée d'aucun accident considerable, il faut prendre garde de troubler le cours de la Nature par la Saignée, par la Purgation & par les Lavements, de peur que le levain qui se vuide, ne vienne à rentrer dans le Sang, & à se précipiter sur les parties internes. Cependant on ne doit pas négliger l'usage de la Potion cordiale composée avec l'Elixir Theriacal & de la Tisanne de Scorsonnaire. Mais si la Fiévre est violente, si les Pustules ont de la peine à sortir ; ou si ayant une fois paru, elles disparoissent ensuite, pour lors il faut employer la Pierre de Porc, qui chassera le venin au-dehors, & dépurera le Sang ; pourvû qu'elle soit donnée de la maniere qui suit.

Il faut commencer par mettre le Malade

dans un lieu qui ne soit ni trop froid, ni trop
chaud, & ne pas l'accabler par le poids des
couvertures.

Si la petite Verole ou la Rougeole ont
peine à sortir, à cause de la violence de la
Fiévre, on peut au commencement faire
saigner le Malade une ou deux fois, lui donner des Lavements, & même le purger avec
les Pillules purgatives, sans craindre l'effet
de ces Remedes, pourvû que ce soit dans les
deux ou trois premiers jours, & avant l'é-
ruption. Ensuite, pour pousser promptement
au-dehors le levain de la petite Verole ou
de la Rougeole, on fera prendre au Malade
de huit en huit heures une demie prise de la
Pierre de Porc, lui faisant boire immédia-
tement par-dessus un verre de Tisane de Scor-
sonaire. On continuera le Remede jusqu'à
ce que la petite Verole commence à grossir.
Dans cet état, on ne donnera plus de ce Remede au Malade que de douze en douze
heures, jusqu'à parfaite guerison. Par ce
moyen on l'entretiendra toûjours dans de
petites sueurs, & dans une transpiration
continuelle. Cette Methode doit estre ob-
servée dans les Fiévres rouges.

La nourriture sera de Boüillons, d'Oeufs-
frais & de Gelée; & lors qu'il n'y aura plus
de Fiévre, on pourra donner au Malade un
peu de Potage.

La

La Boisson ordinaire doit être une Tisane legere, faite avec la Racine de Scorsonnaire, le Chiendent , la Reglisse , les Lentilles , & la Raclure de Corne de Cerf.

Pour garantir les Yeux de l'impression de l'humeur, on se servira d'un Colyre fait avec l'eau de Plantin distillée , dans laquelle on mêlera le Saffran : & pour appaiser les Demangeaisons du Visage, on le bassinera, pendant le cours de la Maladie, avec l'eau d'Orge tiéde , & l'Huile d'Amandes douces.

Quand les Maux de Gorge sont trop violents , on fait macher au Malade une petite crouste de Pain, afin qu'en l'avallant, les Pustules se percent : ce qui fait pour l'ordinaire cesser la douleur.

Lorsque le Nez est bouché par les Croûtes des Pustules, on y met un peu d'Onguent Rozat pour les amollir ; ensuite de quoi on débouche les Narines avec un Cure-oreille ; ce qui contribue à faire respirer le Malade plus librement.

Si dans le cours de la Maladie , il survenoit quelque accident fâcheux , comme augmentation de Fiévre , Resveries, Insomnies , Inquietudes , Cours de Ventre , Colique , & même Hemoragie : on peut faire prendre au Malade la Teinture de Corail mêlée dans sa Tisane ; ce qui est d'un grand secours en ces occasions ; cependant on continuera de donner la Pierre de Porc à l'ordinaire.

Lorsque les Pustules sont parvenues au degré de maturité où elles doivent ètre, on peut frotter le Visage avec une Pomade de vieux Lard, ou autre, que chacun composera selon qu'il le jugera à propos, pour empêcher que la Matiere ne creuse, & ne laisse dans la suite quelques Cicatrices difformes.

Quoique le quatorziéme jour soit passé, le Malade doit observer un bon Regime de vivre, & manger peu jusqu'au vingt-uniéme ; aprés quoi on le purgera avec les Pilulles purgatives, qu'on pourra réiterer autant de fois qu'on le jugera à propos : mais il ne faut pas purger avant ce tems.

Methode pour donner la Pierre de Porc, dans les Pleuresies & fausses Pleuresies, dans les Fluxions & Inflammations de Poitrine.

Dans ces Maladies il faut commencer par faire saigner le Malade, deux ou trois fois de suite, sans épargner son Sang.

Si l'on voit que la Saignée le soulage, & diminue considerablement la violence des accidents, on la réiterera jusqu'à parfaite guerison. On est quelquefois obligé d'y avoir recours jufqu'à trois fois dans un même jour , lorfque les douleurs font exceffivement violentes , & que le Temperament eft fanguin. Car quoique le nombre des Saignées diminue les forces du Malade , il vaut encore mieux l'affoiblir & le guerir , que de le laiffer mourir avec toutes fes forces. ·Mais fi l'on remarque que malgré la Saignée les accidents augmentent au lieu de diminuer , il faudra mettre la Pierre de Porc en ufage. La Saignée n'empêche pas qu'on ne faffe prendre ce Remede en même tems : on le réiterera de huit en huit heures , & à chaque Prife on mettra le Malade en eftat de fuer. On lui fera boire immediatement par deffus un Verre de Tifane dégourdie , compofée avec les Racines de Scorfonnaire , de Guimauve & de Chiendent , dans laquelle on mêlera une Cueillerée de Syrop de Coquelico , de Guimauve ou de Capillaire ; mais fi la Douleur de Cofté eft violente , on mêlera dans l'une des deux Prifes , au lieu de Syrop , une Prife de la Teinture de Corail Anodine. On pourra auffi dés le commencement du Mal , mettre fur le cofté où la Douleur fe fait fentir , un Cataplafme compofé d'une demie douzaine de Blancs d'Oeufs , d'une demie Once de Poivre , & d'autant de Gingem-

C ij

bre en poudre étendus sur des Etoupes. Quand on ôtera le Cataplasme au bout de sept heures, on lavera le côté du Malade avec de l'Eau de Vie dégourdie, ensuite de quoi on le frottera avec le Liniment suivant.

Prenez trois Onces d'Huile d'Olives, ou autre, une Once d'Eau de Vie, & une demie Once d'Esprit Volatil de Sel Armoniac ; mêlez le tout ensemble avec exactitude, & faites-le chauffer avant que de vous en servir.

Quand le Malade, aprés avoir sué, sera seichement dans son Lit, & que la Sueur surviendra de nouveau, il faudra la ménager & l'entretenir : car pour lors on sera seur que le Remede agit encore, & on ne sera pas obligé de le réiterer au bout de huit heures. •

On donnera dans le commencement de la Maladie les Boüillons un peu clairs, & quelques Cueillerées de Gelée entre les Boüillons, & des Lavements selon le besoin ; pourvû que ce soit aprés la Sueur finie.

Quand la Douleur sera passée, on purgera le Malade avec les Pilulles Purgatives, autant de fois qu'on le jugera à propos : on pourra même le purger dans le cours de la Maladie, s'il survient quelque accident, comme Gonflement confiderable dans le Bas-Ventre, Oppreffion violente, ou autre ; & alors on obfervera furtout, comme un point tres-effentiel, de lui faire prendre la Poudre Vomitive grain à grain, fuivant le Memoire de fon ufage.

Maniere pour donner la Pierre de Porc dans toutes les Fievres Intermittentes.

DAns toutes les Fievres Intermittentes, le Malade doit obferver un bon Regime de vivre, prendre du repos, & garder, dés le commencement, la même conduite qui eft ordonnée pour les Fievres Continues. Lorfque, dans les tems propres & dans les jours libres, il aura efté fuffifamment faigné pour defemplir les Vaiffeaux: lors qu'il aura été purgé, foit avec la Poudre Vomitive, foit avec la Poudre Febrifuge purgative, & qu'il aura effuyé fix ou fept accez, fi la Fievre ne ceffe pas, on aura recours à l'ufage de la Pierre de Porc felon le Regime prefcrit cy-deffus dans les Fievres ardentes. *Pages 18 & 19.*

Dans les Fievres Quartes, il faudra la veille de l'Accés donner au Malade ce Remede le matin à jeun.

Six heures aprés avoir dîné, le Malade fe mettra au Lit, pour prendre la feconde

Prise, & observera le même Regime : on lui donnera la troisiéme Prise environ trois heures avant l'Accés. Il prendra la quatriéme Prise à jeun le matin du troisiéme jour ; & la cinquiéme le même jour six heures aprés avoir dîné.

Le quatriéme jour le Malade se purgera avec la Poudre Febrifuge purgative, observant le Memoire de son usage ; & le lendemain de la Purgation il prendra la Pierre de Porc, & continuera la même Methode jusqu'à parfaite guerison : elle arrive ordinairement aprés le second ou le troisiéme Accés.

Dans les Doubles-Quartes, il faut donner le matin ce Remede à jeun la veille de l'Accés, & la seconde Prise six heures aprés le dîné ; la troisiéme Prise se donne trois heures avant la Fievre, ou à l'entrée de l'Accés, & la quatriéme Prise six heures aprés que l'Accés aura cessé.

On continuera la même Methode le lendemain & les jours suivants, jusqu'à parfaite guerison ; sans oublier de purger le Malade tous les quatre jours.

Dans les Triples Quartes, il faudra donner le Remede trois jours de suite de la même maniere, & purger le Malade aux jours marquez.

Dans les Fievres Tierces, on donnera la

premiere Prife le matin à jeun la veille de
l'Accés, & la feconde Prife fix heures aprés
le dîné ; la troifiéme trois heures avant
l'Accés ; & la quatriéme fix heures aprés
l'Accés. On réiterera les Prifes, dans le même ordre, jufqu'à ce que le Malade foit
gueri : & on le purgera avec la Poudre
Febrifuge purgative, ainfi que nous l'avons
prefcrit.

Dans les Fievres Doubles - Tierces &
Quotidiennes, on fera prendre le Remede
trois jours de fuite, comme dans les autres Fievres. En cas qu'on ne puiffe le donner précifément trois heures avant l'Accés,
on le donnera à l'entrée de l'Accés en cas
qu'il avance. Cela fe doit obferver generalement, à l'égard de toutes les Fievres tant
Continues qu'Intermittentes, pour ne pas
manquer le tems prefcrit pour la guerifon. On doit auffi fe purger régulierement
le quatriéme jour avec la Poudre Febrifuge purgative. Les Boüillons doivent être
faits avec la Volaille, la Tranche de Bœuf
& la Roelle de Veau : on y pourra ajoûter, fi l'on veut, le Bout faigneux de
Mouton, & compofer les Tifanes avec les
Racines de Chicorée fauvage, de Fraifier,
avec le Chiendent, la Regliffe & un peu de
Criftal mineral.

En cas de rechûtes, aufquelles on eft quelquefois exposé dans l'Automne & dans l'Hyver , mais rarement dans les autres Saisons , on réiterera la même Methode.

Lorsque les Fievres sont tout-à-fait rebelles , on peut mêler chaque Prise de Pierre de Porc avec un demi gros de Quinquina, pour procurer une plus promte guerison : parce qu'on est quelquefois obligé d'en donner jusqu'à vingt-quatre Prises dans les Fiévres opiniâtres ; mais douze Prises suffisent, lors qu'on y joint un peu de Quinquina.

Quand les Fiévres Intermittentes menacent de devenir Continues, il ne faut point trop s'arrester à la Saignée ni aux Purgatifs, mais venir d'abord à l'usage de la Pierre de Porc, incorporée avec le Quinquina. Dans ces occasions on en pourra donner une Prise de six heures en six heures, jusqu'à ce que la Fiévre ait cessé : se contentant de faire suer le Malade seulement une fois le matin , & une fois l'apresdîné.

Si les occupations du Malade ne permettent pas de le faire suer deux fois le jour, il suffira de le faire suer seulement le matin, & non l'apresdîné.

Quand la Fiévre aura cessé , on le purgera avec la Poudre Febrifuge purgative , & on lui donnera douze autres Prises de Pierre de Porc , à moins qu'il ne paroisse

parfaitement rétabli. On pourra même,
pendant l'usage des Remedes, lui donner
des Lavements. Au reste on reglera son Régime de vivre suivant sa commodité, &
d'une maniere convenable à sa Maladie &
à son Temperament ; tant pour les Boüillons & les Boissons, que pour les Nourritures solides, quand il sera en état d'en
user. Les Convalescents pourront prendre
à dîné des Potages, des Panades, & des
Viandes roties, qui chargent moins l'Estomach, & sont plus faciles à digerer que les
Viandes boüillies.

On ne doit pas s'opposer à l'usage mo-
deré du Vin, car il fortifie, & facilite la
digestion. Le Convalescent peut encore manger dans l'apresdîné un peu de Compote
de fruits avec du Pain, ou bien un Biscuit trempé dans de l'eau & du vin, ou
une Rotie avec le Vin d'Espagne. Il doit
souper moderément & de bonne heure avec
un Potage & un Oeuf frais, ou quelque
Viande legere, & éviter ce qui est diffici-
le à digerer, comme Pâté, Ragoût, Bœuf
à la mode, Viande lardée, Viande de
Porc tant fraîche que salée, Viandes noi-
res, Trufes, Champignons, Olives, Fruits
cruds, Salade, Cornichons, Legumes,
Fromage, & particulierement le Citron,
& le Vinaigre. Au reste il ne faut point

jeûner, ni faire aucun jour maîgre, pendant l'ufage des Remedes.

Methode pour donner la Pierre de Porc prépa-
rée dans les Pâles - Couleurs, les Pal-
pitations de Cœur, les Maux de Tête, la
Jauniffe & l'Hydropifie naiffante.

CE Remede eft Specifique dans toutes ces Maladies : on en avalle le matin à jeun, & quatre heures aprés avoir dîné, une Prife dans du Pain à chanter ; obfervant de boire immediatement pardeffus un peu d'eau & de vin, ou un Boüillon au Veau ou au Poulet, & aux Herbes de la Saifon.

On doit aprés chaque Prife de Pierre de Porc preparée agir, ou fe promener pendant un quatt d'heure ou une demie heure, s'il eft poffible ; enfuite de quoy il faudra déjeuner & dîner, fans furcharger fon Eftomach : puis goûter & foûper legerement.

Aprés avoir continué l'ufage de ce Remede trois jours de fuite, il faut fe purger le quatriéme avec la Poudre Febrifuge purgative. Mais lorfque la Maladie eft longue & inveterée, & qu'on fe plaint de Maux de cœur, on doit préferer la Poudre Vomitive pour fe purger la premiere fois ; obfervant exactement la con-

duite marquée dans le Memoire , soit pour
la Poudre Vomitive , soit pour la Poudre
Febrifuge purgative.

Le lendemain de la Purgation , on recommencera à prendre la Pierre de Porc preparée
pendant quatre jours , comme on a fait au
paravant; & le cinquiéme on se purgera. Le
jour d'aprés la seconde Purgation , on prendra de nouveau la Pierre de Porc preparée
pendant cinq jours ; & le sixiéme , on se
purgera pour la troisiéme fois.

On réïtere ce Remede, en suivant la même
Methode, pendant trois semaines ou un mois.

Le Régime de vivre qu'on doit observer
dans le cours de la Maladie (marqué dans
les Fievres Intermittentes) *page* 25. est de manger peu; & d'éviter tout ce qui fait de la peine
à digerer , sur tout la Salade, le Vinaigre &
le Citron ; de boire à ses repas de bon Vin
vieux trempé d'eau. Hors des repas, on usera
d'une Tisane faite avec la Racine de Chicorée
sauvage , l'Aigremoine , le Chiendent & la
Reglisse , & on se tiendra toûjours le Ventre
libre , par le moyen des Lavements ordinaires, que chacun composera selon son besoin.

Il faut continuer l'usage de la Pierre de Porc
preparée, jusqu'à parfaite guerison; c'est à dire,
jusqu'à ce que la couleur naturelle paroisse
sur le Visage; ce qui arrive pour l'ordinaire au bout d'un Mois. Les Malades se

trouveront toûjours soulagez immediatement aprés la seconde Purgation.

Methode pour donner la Pierre de Porc préparée aux Enfants en Charte, & à ceux qui sont tourmentez de Vers.

ON en donne aux Enfants, depuis un an jusqu'à trois, le quart de la prise, le matin à jeun, & autant l'aprés diné. Aprés avoir continué cet usage pendant quatre jours, on leur donnera une demie - Prise le matin du cinquiéme jour ; & le sixiéme, on les purgera avec la Poudre febrifuge purgative.

Les Enfants, depuis trois ans jusqu'à six, avaleront la moitié de la Prise de la Pierre de Porc le matin à jeun, & l'autre moitié l'aprés diné. On continuera d'en donner jusqu'à parfaite guerison ; observant de donner la Dose entiere; le matin du cinquiéme jour, & de purger tous les six jours avec la Poudre Febrifuge purgative : en donnant précisément la Doze marquée pour chaque âge, dans le Mémoire qui regarde l'usage de cette Poudre.

Il faut qu'il y ait au moins deux heures que les Enfants n'ayent teté, ou mangé, lorsqu'on leur fait prendre la Pierre de Porc preparée, & il faut ne leur donner à teter, ni autre Nourriture qu'une , ou deux heures aprés.

Le Régime de vivre pour les Enfants qui ne font point à la Mammelle, eſt de les nourrir d'Aliments doux & faciles à digerer, comme de Boüillons, de Panades, de Potages , de Pain trempé dans le Pot. On peut encore leur donner du Ris , ou du Gruau cuit dans l'eau , ou dans le lait , avec un peu de Sucre & des Oeufs frais. Quand ces Enfants feront dévoyez , on mêlera un Jaune d'Oeuf dans leurs Panades , & dans leurs Boüillies ; & on leur fera uſer de la Gelée de Corne de Cerf. A l'âge de quatre ou cinq ans , on peut leur donner un peu de Viande à diner , & à goûter un Biſcuit trempé dans du Vin & de l'Eau , ou une Rotie au Vin & au Sucre ; mais on ne leur doit laiſſer manger aucune Patiſſerie ni Echaudé , non pas meſme du Pain ſec ; quoique ce ſoit un uſage établi , & une des plus grandes envies qu'ayent ces petits Malades.

Il ne faut pas non plus leur donner trop à boire , quoiqu'ils ſoient ſouvent alterez : car le trop de boiſſon empêcheroit l'effet du Remede. Leur Tiſane doit eſtre faite avec le Gruau , ou le Froment , & la Raclure de Corne de Cerf. Pour la rendre plus nourriſſante, on y pourra ajoûter quatre ou cinq

Costelettes de Mouton bien dégraissées. Lorsque ces petits Malades auront de l'aversion pour toute forte de Nourritures, on peut mêler de tems en tems dans leur Tisane, ou dans leurs Boüillons, un peu de Vin ou de Sucre, pour les satisfaire. S'ils avoient le Ventre trop tendu, on leur donnera des Lavements selon le besoin ; mais quand ils auront le Dévoyement, on se servira de la Poudre specifique contre la Dysenterie, suivant le Memoire de son usage, au lieu de la Poudre Febrifuge purgative.

A l'égard des Fiévres intermittentes, qui accompagnent souvent ces sortes de Maladies, elles seront seurement gueries par la Pierre de Porc.

On observe aussi la mesme Methode pour donner cette Pierre dans les Coqueluches, dans les Toux violentes, & aux Enfants tourmentez de Vers qu'elle fait sortir promptement.

USAGE

DE PLUSIEURS REMEDES
dans les Pleuresies, Dysenteries, Fievres de differentes especes, &c. pour les Soldats & les Pauvres de la Campagne.

Usage de la Poudre Vomitive.

ON peut employer ce Remede dés le commencement de toute sorte de Maladies, soit subites, soit inveterées, lors qu'il s'agit d'évacuer abondamment les humeurs par le Vomissement, comme dans les Apoplexies sereuses, dans les Lethargies, dans les Fievres malignes pestilentielles, continues, Intermittentes, dans les Transports au Cerveau, & même dans les Dysenteries recentes, & dans les Cours de Ventre opiniâtres qui menacent la Vie du Malade. La Poudre Vomitive purge par haut & par bas sans grande violence : elle débarasse l'Estomach des Humeurs visqueuses & bilieuses ; elle enleve les obstructions inveterées du Bas-Ventre. Elle est même tres-utile dans les Fluxions de Poitrine, aprés que l'on a suffisament desempli les Vaisseaux. En un mot elle est tres-efficace dans un grand nombre de Mala-

dies qui ne cedent pas aux Remedes generaux.

Ce Remede , dont tout le Royaume
connoît la bonté , a esté découvert par feu
Monsieur Gallois Avocat des Pauvres ,
lequel me le communiqua avant que de
mourir ; comme un gage de son amitié ,
& comme un dépôt qu'il me remettoit ,
pour en assister ceux qu'il en avoit grati-
fié pendant sa vie.

Il le distribuoit dans tous les Evêchez
du Royaume , sous le nom de *Paste des
Pauvres* ; mais j'ay trouvé plus à propos
de le laisser en Poudre , afin qu'il fust
moins embarassant , & qu'on en pust plus
aisément regler les dozes , suivant l'âge &
les forces des Malades.

La maniere la plus ordinaire de prendre la Poudre Vomitive , est de l'avaller
le matin à jeun , aprés l'avoir délayée dans
une Cueillerée de Vin chaud , sans rien
laisser au fond de la Cueiller. Il faut boire immediatement pardessus un petit Verre de Vin chaud , afin qu'il ne reste rien
dans la Bouche , & que toute la Poudre
descende dans l'Estomach. On pourra aussi,
au lieu de Vin , se servir de la même quantité de Tisane ou de Boüillon. Un quart
d'heure , ou une demie heure aprés avoir
pris cette Poudre , le Malade aura envie

de

de vomir : dans les intervales que laisse le Vomissement , il boira quelques Verres d'Eau tiede pour éviter les efforts & faciliter l'évacuation. Si demie heure aprés avoir pris ce Remede il ne sentoit que peu de disposition à vomir , il se chatouillera le Gozier avec le doigt , ou avec la Barbe d'une Plume , ce qu'il recommencera chaque fois qu'il aura envie de vomir. Trois heures aprés qu'il aura pris la Poudre il avallera un Boüillon, & le reste de la journée il observera un Regime de vivre convenable à sa Maladie.

La dose de la Poudre pour les Enfants qui sont à la Mammelle est d'un grain à la fois ; on l'augmente ensuite selon l'âge jusqu'à seize grains. La plus forte doze est de vingt grains qu'on réitere selon le besoin.

Dans les Catharres suffoquants , dans les Fluxions de Poitrine , & dans les Pleuresies accompagnées d'Inflammation & d'oppression violente ; aprés avoir suffisamment saigné , & tenté les Sueurs sans succés , si la vie du Malade se trouve en danger , il faut aussi-tost avoir recours à l'usage de la Poudre Vomitive , & observer de ne lui en donner qu'un grain à la fois , sur tout s'il est fort épuisé. On réitere ce

D

Grain, d'heure en heure, dans du Boüillon ou dans du Vin : & on continue d'en donner jusqu'à ce que les évacuations soient suffisantes, sans compter alors le nombre des Grains. On en donne quelquefois de cette maniere jusqu'à trente , & même quarante Grains avec tout le succez imaginable.

On peut encore mêler vingt Grains de la Poudre Vomitive avec trente Gouttes d'Elixir de Vie , dans huit onces de Tisane, & deux onces de Syrop de Vin , qu'on donne Cueillerée à Cueillerée de demie en demie heure ; observant de bien remuer la Bouteille chaque fois qu'on s'en sert. De cette maniere le Malade se trouvera suffisamment dégagé , sans estre trop affoibli ; car alors ce Remede excite rarement le Vomissement, & fait son effet par bas.

Cette Methode est à préferer dans une infinité d'occasions , à la maniere ordinaire de donner l'Emetique , particulierement quand les Malades sont d'un Temperament délicat , & qu'ils ont la Poitrine mauvaise, étroite & foible. C'est ainsi qu'on peut seurement menager les forces du Malade , qui ne laissera pas d'estre également secouru ; parce qu'on peut cesser d'en donner , lorsqu'on le juge à propos.

Dans les conjonctures extraordinaires, comme dans les Apoplexies sereuses, dans les Lethargies, la Paralysie, &c. on donne ce Remede deux ou trois fois de suite, selon la necessité, ne laissant qu'un quart-d'heure, ou une demie - heure d'intervale entre chaque Prise. Car lorsque la premiere, ou la seconde Prise n'opere point, & que le Sujet est plein de vigueur, on en peut donner encore hardiment une troisiéme Prise de vingt grains; pourvû que les accidents de la Maladie l'exigent.

On peut aussi faire infuser la Poudre vomitive dans un Verre de Vin, la veille qu'on la doit prendre, & la bien remuer dans le moment, afin de ne rien laisser dans le Verre. Cette précaution en augmente l'effet, & rend l'évacuation plus aisée & plus abondante.

Pendant l'operation du Remede, le Malade pourra boire un peu de Vin pour se fortifier. Quand le Vomissement aura cessé, il prendra un Boüillon, & pourra dormir. Il vivra sobrement le reste de la journée.

Lorsque la Poudre n'opere pas par embas, & que neanmoins la Maladie demande cette sorte d'évacuation, comme il arrive souvent, on est obligé de donner l'apresdîné au Malade deux Pilules purgatives , pour précipiter les Humeurs ébranlées. Au reste cette Poudre sera d'une tres-grande utilité , sur tout pour les Pauvres , ausquels elle abregera bien du chemin dans les Maladies , pendant le cours desquelles ils pourroient manquer des commoditez necessaires.

Il est assez ordinaire de se trouver alteré & échauffé aprés avoir vomi : mais comme cette impression de chaleur n'est causée que par les grandes évacuations , & par la qualité des Humeurs qu'on a rendues par la Bouche , elle s'éteint facilement , en se gargarisant, ou en buvant quelques Verres de Limonade ou d'Orgeat , ou d'autre Boisson rafraîchissante.

Toute personne de tout âge & de tout Temperament , les Femmes grosses même peuvent user de cette Poudre ; mais les Poulmoniques , & ceux qui ont vomi ou craché du Sang , sont avertis de ne jamais prendre de Vomitifs, à moins qu'il n'y allât de leur vie ; car alors il est permis de tout tenter. Je conseillerois en cet état de n'en prendre qu'un grain à la fois : parce que cette Methode en rend l'usage plus doux & plus seur.

Ceux qui sont attaquez d'Epilepsie pourront en prendre une Prise tous les quinze jours pendant quelques mois : si quelque chose est capable de les guerir ou de les soulager considerablement, ce sera ce Remede.

On peut encore donner la Poudre Vomitive en Lavement, lors qu'on le juge à propos, & la faire même entrer dans la composition des Suppositoires.

Usage des Pilulles Purgatives.

CE Remede convient dans toutes les occasions où il s'agit de purger, & s'employe avec succés dans toute forte de Fievres malignes, Pourpreufes, Ardentes & Continues : mais avant que d'en ufer dans ces Fievres, il faut que le Malade ait été fuffifamment faigné & temperé par les Boiffons. Les perfonnes Valetudinaires, Melancholiques, Atrabilaires, celles qui font fujettes aux Vapeurs, aux Migraines & Maux de Tête, qui font menacées d'Apoplexie, ou qui en ont déja eu quelques attaques, peuvent s'en fervir pour prévenir les récidives de ces Maux.

Ce Remede produit toûjours de bons effets, dans les Vomiffements inveterez & dans les Coliques bilieufes.

La maniere de prendre les Pilulles Purgatives, eft d'en avaller le matin à jeun deux à la fois, enveloppées dans du Pain à

chanter, ou mises dans une Cueillerée de
Boüillon. On prendra un petit Boüillon immediatement pardessus. Trois heures aprés
le Malade doit avaller un autre Boüillon ; & le reste de la journée vivre à son
ordinaire. Chaque fois que la Medecine
operera, il sera bon de luy faire boire un
Verre de sa Tisane, ou d'Eau pann ée,
ou de petit Lait clarifié.

La doze ordinaire des Pilules est d'un
demi gros qu'on diminue selon l'âge. On
en fera prendre aux Enfants, depuis deux
ans jusqu'à quatre, le quart de la Prise ;
depuis quatre jusqu'à huit le tiers : depuis
huit jusqu'à douze, la moitié ; depuis douze jusqu'à dix-huit, les deux tiers, & depuis dix-huit jusqu'à Soixante ans, la Prise
entiere.

Ces Pilulles se conservent aussi long
tems qu'on le veut : mais lors qu'on les
a gardées environ trois mois, il faut les
écraser & les délayer dans un peu de Boüillon pour les faire prendre, ou bien en faire une Opiate avec un peu de Miel ou
de Syrop de Capillaire, ou autre.

On peut dormir aprés avoir pris les Pilulles, sans craindre que le Sommeil empêche leur effet : mais d'abord qu'elles ont
commencé à operer, il ne faut plus s'as-
soupir.

Afin que ceux qui n'ont pas assez d'experience en fait de Medecine , pour connoiftre la force , la foibleffe & la délicateffe des differents Temperaments , ne puiffent jamais fe tromper aux Dofes des Remedes purgatifs , je leur confeille de n'en donner que la moitié , la premiere fois qu'ils les employeront. Lorfqu'ils s'appercevront que cette moitié n'agira pas affez abondamment , ils donneront fur le foir au Malade un Lavement purgatif , ce qui fuppléera au deffaut d'évacuation : en ce cas , ils augmenteront la Dofe à la premiere occafion.

De cette maniere perfonne ne fe plaindra de la violence des Remedes purgatifs , quelque foible , & quelque délicat que foit le Temperament de ceux qui en uferont. Pour en proportionner la Dofe à chaque âge , on fera le partage des Pillules & des Poudres, avec des Balances ; & en cas que l'on n'ait pas de Poids de cuivre , on prendra , pour les pefer , de gros grains de Bled ou d'Orge, ou bien on fe fervira d'un Coûteau pour les divifer à l'Oeil le plus exactement que faire fe pourra.

Il ne faut jamais manquer de donner un Lavement la veille & le lendemain de toute forte de Purgatifs : le fuccez en eft plus promt , & plus favorable.

Les personnes qui ont le Ventre paresseux pourront prendre une Pillule en soupant, deux ou trois fois la semaine, ce qui leur rendra le Ventre libre.

Les Gouteux, & ceux qui sont sujets aux Coliques Nephretiques, peuvent se servir des Pillules purgatives dans tous les Décours de la Lune, pour se purger, & mesme plus souvent, s'ils se sentent en avoir besoin. Ils se trouveront toûjours soulagez, en ce que les accez de ces Maux, ne seront point si longs, si violents, ni sujets à de si frequents retours.

Usage de l'Elixir Theriacal.

CE Remede convient dans toute sorte de Maladies malignes, dans les Fievres continues, dans la petite Verole, dans la Rougeole, dans les Eresipeles, dans les Convulsions des Enfants, & par tout où l'usage des Cordiaux est indiqué.

Cet Elixir est tres-efficace dans les Foiblesses, dans les Evanouissements & dans les Vapeurs: il ranime la chaleur naturelle, & réveille les esprits. Il est tres-utile dans le commencement de toutes les Maladies; sur tout lorsqu'elles ne sont point assez declarées pour donner lieu de décider sur la nature du Mal, & sur les accidents qui pourroient

roient survenir. D'ailleurs il dispose toûjours le Malade aux autres secours, dont il pourroit avoir besoin dans la suite.

On peut donner ce Remede, de quatre en quatre heures, dans tous les Maux dont nous venons de parler. La doze ordinaire est depuis douze jusqu'à quinze gouttes : on la diminue selon l'âge, & on la mêle avec trois ou quatre Cueillerées de Tisane, de Boüillon ou de Vin, ou un peu d'Eau. & de Vin. Lorsque le Malade est mieux, on ne luy en donne que de six en six heures.

On peut encore mêler trois ou quatre Prises de cet Elixir, dans six Onces d'Eau de Scorsonnaire, ou de Tisane faite avec sa Racine, en y ajoûtant deux Onces de Syrop de Vin, de Capillaire ou de Coquelico, pour en faire sur le champ une Potion cordiale. Il en faut donner une ou deux Cueillerées à la fois, & les réiterer d'heure en heure. On continue cette Potion, autant qu'il est necessaire, & on en compose une autre, lorque la premiere est finie.

On fait encore prendre cet Elixir aux Malades qui sont attaquez de Fievre lente, ou qui se trouvent épuisez par des Hemoragies, par des Débauches, ou par de longues Maladies.

E

Usage de la Quintessence d'Absynthe.

ON se sert de ce Remede dans toutes les Maladies qui proviennent de la foiblesse, ou de la mauvaise disposition de l'Estomach. Ses proprietez sont, de faciliter la Digestion, de détruire les Acides, de dissiper les Vents, les Gonflements, les Dégoûts & les Langueurs, de réveiller l'Appetit, d'apaiser les Vomissements inveterez, & de guerir les Cours de Ventre lienteriques. Ces Maux sont ordinairement une suite des grandes Maladies.

La dose ordinaire est de quinze Gouttes. On la diminuera à proportion de l'âge, & on la prendra, le matin à jeun, mêlée dans trois Cueillerées de Vin & autant d'Eau, ou bien dans une Tasse de Thé ou de Caffé, une demie heure avant ou aprés le dîné, & autant demie heure avant ou aprés avoir soupé. On doit en continuer l'usage, jusqu'à ce qu'on sente toutes les fonctions de son Estomac entierement rétablies.

Les personnes qui ne veulent prendre ce Remede que par précaution, à cause de la debilité de leur Estomac, n'en doivent user que le matin à jeun, & doivent cesser d'en prendre quand elles le jugent à propos. On en prend à toute heure, lorsque l'on sent quelque Douleur d'Estomac, ou quelque indigestion.

On prend aussi cette Quintessence pour dissiper la mauvaise odeur de l'Haleine. On en donne encore aux Femmes qui n'ont point leurs Regles, & aux Enfants qui sont tourmentez de Vers : espece de Maladie qui les fait tomber en langueur.

Usage de la Teinture de Corail Anodine.

ON se sert de cette Teinture dans les Fievres Continues & Malignes, dans les Transports au Cerveau, dans toute sorte de Coliques, tant nephretiques que bilieuses, dans les Dysenteries, dans les Cours de Ventre, dans les Hemoragies, & dans toutes les Maladies accompagnées de Douleurs, d'Inquietudes & d'Insomnie ; comme dans la Goute, dans le Rhumatisme universel, dans les Toux violentes. Cette Teinture soulage aussi les Asthmatiques, & facilite le Sommeil.

La Dose est de quinze Gouttes ; on la diminue à proportion de l'âge, & on la donne ordinairement le soir, dans quatre Cueillerées de Vin d'Espagne, ou de

Bourgogne. Pour ceux qui ont de la Fievre, on doit leur donner cette Teinture dans de la Tisane ou dans un Emulsion, deux ou trois heures aprés qu'ils auront pris de la Nourriture.

Dans les Maladies pressantes, & dans celles où les douleurs sont violentes, comme dans les Dysenteries & dans les Coliques, on employe cette Teinture à toute heure, & l'on en peut donner jusqu'à trente Gouttes. Si le Malade ne se trouve pas soulagé dés la premiere Prise, on luy en donnera une seconde, & même une troisiéme Prise, en laissant une heure d'intervale entre chaque Prise.

Ce Remede peut être continué plusieurs jours de suite, & n'exige aucun Regime particulier : mais on doit se garder de donner, ni cette Teinture, ni aucun Somnifere à ceux qui sont attaquez de Lethargie, qui sont trop assoupis, ou qui ont une Suppression d'Urine. Un long usage de ce Remede ne convient pas non plus aux Enfants à la Mammelle, ni aux personnes fort âgées.

Cette Teinture n'est point contraire à la Saignée, dans les Maladies aigues, & n'empêche point de faire prendre au Malade la Poudre Vomitive, les Pilulles Purgatives, les Lavements dans les Coliques,

ou tel autre Remede qu'on jugera necef-
faire , pourveu que ce foit fix heures aprés
en avoir pris.

Elle eft tres-propre pour appaifer les
douleurs violentes, que fouffrent ceux qui
ont des Cancers au Sein ou ailleurs , &
pour calmer les douleurs caufées par les
Ulceres de Veffie. On en donne tous les
jours , dans ces occafions, une double , &
même une triple Dofe , felon la violence
des douleurs, & l'on en continue l'ufage
auffi long tems que la Maladie le demande.

On peut mêler trois Prifes de cette Teinture avec fix Onces de Tifane ordinaire ,
& en faire prendre au Malade deux Cueillerées à la fois , mêlées dans un Verre
d'Eau chaude ou de Tifane. On les réiterera de quart d'heure en quart d'heure,
jufqu'à ce que le Malade commence à re-
pofer , & que les douleurs ayent ceffé. Si
cela arrive à la premiere ou feconde Prife,
il n'en prendra pas davantage.

Ufage de la Poudre de Corail Anodine.

J'Ay été obligé de réduire en poudre la
Teinture de Corail Anodine , afin de
pouvoir l'envoyer plus facilement par la
Pofte. Cette Poudre convient aux mêmes Maladies que la Teinture même, &

produit les mêmes effets qu'elle.

La Dose est de quinze Grains. La seule difference qu'on doit observer entre la Teinture & la Poudre, est de compter l'une par Gouttes, avec un gros Chalumeau, & de peser l'autre par Grains, avec des Balances. On en donne un Grain aux Enfants d'un an, deux Grains à ceux de deux ans, & on augmente ainsi la Dose à proportion de l'âge.

Ainsi ceux à qui l'on n'envoye pas la Teinture, à cause de l'éloignement des lieux, prendront la Poudre de la même maniere.

Si le Malade n'est pas soulagé par la premiere ou seconde Prise de la Poudre de Corail Anodine, on en donnera une troisiéme Prise au bout d'une heure.

On suivra exactement le Memoire de la Teinture de Corail Anodine, soit pour réiterer cette Poudre, soit pour la faire prendre, dans du Vin, ou autre Liqueur convenable.

Usage de l'Or Potable.

CEt excellent Cordial produit des effets tres-salutaires dans toute sorte de Maladies ; comme dans les Apoplexies sereuses, dans les Lethargies, dans les Fievres malignes, dans la petite Verole, dans la Rougeole, &c. dans les Fluxions de Poitrine, dans les Vapeurs, dans les Défaillances, dans les Langueurs, dans les Maux de Cœur, dans les Coliques & dans les Vomissemens ; en un mot dans toutes les occasions, où il s'agit de ranimer & de fortifier puissamment la Nature.

Lorsque les Malades sont attaquez d'Apoplexie sereuse, de Lethargies, de Syncopes, d'Evanoüissemens, lors même qu'ils sont à l'Agonie, on leur fait avaller, de quart d'heure en quart d'heure, ou de demie heure en demie heure, huit Gouttes d'Or Potable, mêlées dans du Vin, ou dans du Boüillon, jusqu'à ce qu'ils ayent donné des marques de connoissance, & qu'ils se trouvent mieux ; aprés quoy il ne leur en faudra faire prendre que de quatre heures en quatre heures. On doit aussi de tems en tems leur en faire flairer, & leur en frotter les Tempes & les Narines.

Dans les Fievres Pestilentielles, Malignes & Pourpreuses ; dans la petite Verole, dans la Rougeole on en donne de deux en deux heures dix, ou douze Gouttes dans de la Tisane chaude ou dans du Bouillon. Ce Remede fait promtement sortir le Venin par la Sueur. Lorsque le Malade est mieux, on ne luy en fait prendre que de six en six heures.

Pour les Personnes sujettes aux Maux de Mere , ou à telles autres Vapeurs que ce puisse être , on en donne quinze Gouttes dans du Vin pur ; ce qui les fait revenir dans l'instant : il faut le réiterer selon le besoin.

On en use de même dans les Accouchements difficiles ; & ce Remede fait sortir l'Arriere-faix , lorsqu'il ne vient pas naturellement.

Les Personnes âgées ou d'un Temperament foible , qui se veulent conserver en Santé , doivent en prendre seulement le matin à jeun douze Gouttes dans quatre Cueillerées de Vin pur d'Espagne , ou de Vin François , ou dans une Cueillerée de Syrop d'Oeillet , de Grenade , ou de Capillaire , ou autre ; ce qu'ils réitereront deux ou trois fois la Semaine. Ils peuvent aussi avaller ces Gouttes dans une Prise de Chocolat , de Caffé ou de Thé , & observer toûjours un bon Regime de Vivre.

Quant aux Malades sujets aux Indigestions , aux Coliques , aux Vomissements & aux Maux de Poitrine , ils en doivent prendre quinze Gouttes le matin à jeun dans du Vin pur , ou dans un peu de Boüillon ; ce qu'ils réitereront les premiers jours de quatre en quatre heures jusqu'à ce qu'ils se trouvent soulagez : mais dans la suite ils n'en prendront que le matin à jeun, & trois heures aprés avoir dîné.

Ceux qui sont obligez d'être auprés des Malades, peuvent s'en servir comme de préservatif contre le mauvais Air, & en prendre le matin & le soir quinze Gouttes à la fois dans quatre Cueillerées de Vin pur.

On peut donner ce Remede de quatre en quatre heures dans toutes les Maladies dont nous venons de parler. On le fait prendre avec du Vin à ceux dont la Maladie vient de froid, & avec la Tisane ou le Boüillon, à ceux dont le Mal vient de trop de chaleur. Quatre Cueillerées de ces Boissons suffisent pour mêler ce Cordial. Je ne connois point de Remede plus souverain dans les Maladies desesperées. Son usage n'empêche point de saigner & de purger le Malade, ni de luy donner l'Emetique, ou tel autre secours dont il pourroit avoir besoin.

Maniere de donner toute sorte d'Essences.

ON mettra l'Or potable le premier dans le Verre, & l'on versera dessus la Liqueur dans laquelle on le veut prendre, afin qu'il soit bien mêlé : cela se doit obferver generalement à l'égard des autres Effences.

La Dofe ordinaire de toutes ces Effences, eft de quinze Gouttes. A l'égard des Enfants, on n'en fera prendre qu'une Goutte à celui d'un an, que deux Gouttes à celui de deux ans, & ainfi aux autres, à proportion de leur âge ; c'eft-à-dire autant de Gouttes qu'ils auront d'années.

Pour bien compter les Gouttes des Effences, on les laiffe tomber par inclination l'une aprés l'autre, ou bien aprés avoir trempé un gros Chalumeau de Paille dans la Phiole, on le retire promptement pour en laiffer tomber la Goutte : ce que l'on recommence jufqu'à ce qu'il en foit tombé le nombre dont on a befoin.

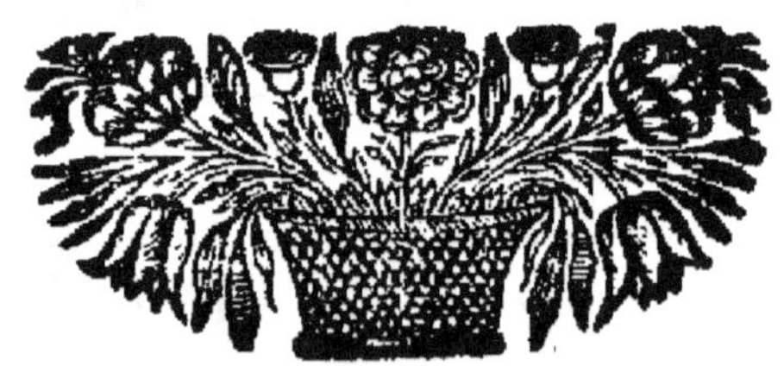

USAGE

DE LA POUDRE SPECIFIQUE
contre les differentes especes de Cours de Ventre , les Flux de Sang , & la Dyssenterie.

CE Remede est un des plus grands Specifiques de la Medecine. Le plus sage des Rois en a lui-même fait l'Eloge, lors qu'aprés lui avoir communiqué la découverte que j'en avois faite , Sa Majesté connoissant l'utilité que ses Sujets en recevroient, m'honora d'une gratification de Mil Louis d'Or.

Il guerit infailliblement toutes les differentes especes de Cours de Ventre , les Flux de Sang & la Dysenterie ; pourveu qu'on le prenne dés le commencement. Lorsque la Dysenterie sera accompagnée d'une grosse Fievre , de Douleurs excessives , & que l'évacuation de Sang sera extraordinaire , on pourra d'abord avoir recours à une , ou deux Saignées , avant de commencer l'usage du Specifique. Elles ôteront la grande plenitude des Vaisseaux, tempereront l'ardeur de la Fievre, & empêcheront que le Sang ne se porte trop abondamment vers les Intestins. Le lendemain de la Saignée, on fera prendre la Poudre Specifique.

La maniere de s'en servir, est de donner au Malade, le matin à jeun, une Prise de ce Remede, délayée dans un petit Boüillon, ou dans un Verre de Vin rosé : ou bien d'en faire une Opiate avec un peu de Syrop, & la lui faire avaller dans du Pain à chanter ; buvant du Vin & de l'Eau immediatement pardessus. Il faut d'abord que le Malade n'épargne rien pour s'empêcher de vomir le Remede ; cependant si cela arrive, on aura soin, dans l'intervale que laisse le vomissement, de lui donner quelques Verres d'Eau tiede, pour le faire vomir plus facilement.

Trois heures aprés, le Malade prendra un Boüillon, & vivra sobrement le reste de la journée ; c'est-à dire qu'il mangera un Potage à dîné, & un peu de Viande, dans l'apresdîné, une Rotie au Vin & au Sucre, ou un Biscuit ; & à souper un Potage & un Oeuf frais : mais on ne nourrira que de Boüillons ceux qui auront de la Fievre.

Sur les neuf heures du soir, on luy donnera quinze Gouttes de Teinture de Corail Anodine, mêlées dans quatre Cueillerées de Vin pur, ou quinze Grains de la Poudre de Teinture de Corail Anodine ; ce que l'on continuera tous les soirs jusqu'à parfaite guerison. Si ces quinze Gouttes ne suspendoient pas les Evacuations, & n'apaisoient pas les Douleurs pendant la Nuit, on pourra les augmenter jusqu'à vingt-cinq & même trente Gouttes de la Teinture, ou trente Grains de la Poudre.

La Dose du Specifique est d'un demi Gros. On en donne aux Enfants, depuis deux ans jusqu'à quatre. le quart de la Prise ; depuis quatre jusqu'à huit le tiers, depuis huit jusqu'à douze la moitié : c'est aussi la moitié qui doit faire la Dose pour les Personnes fort délicates, & pour les Femmes grosses. On en donne, depuis douze jusqu'à dix-huit ans, les deux tiers, & & depuis dix-huit jusqu'à soixante ans, la Prise entiere.

Le lendemain, on réitere la Poudre Specifique de la même maniere, en cas que le Malade soit encore pressé par des Douleurs ou par des Evacuations trop frequentes : mais s'il se trouve mieux, on laissera passer un ou deux jours entre chaque Prise, pour ménager les forces. S'il n'est point

gueri par la seconde Prise du Remede, il
en prendra une troisiéme, une quatriéme, &
même plus, s'il est besoin : ce qui n'arrive-
ra que lorsque la Dysenterie sera inveterée de trois ou quatre Mois, ou lorsque
les Intestins seront ulcerez. Si les Tranchées
continuent, aprés la premiere Prise du Remede, on pourra faire prendre des Lavements avec le Lait de Vache, dans lequel
on fera fondre une Once de Cerat ; où
autres Lavements anodins & vulneraires,
faits avec deux grosses Testes de Pavot,
& une Poignée de Fleurs d'Hypericon, &
de Camomille.

Les Boüillons ordinaires doivent estre
faits avec le Trumeau ou la Tranche de
Bœuf, le Bout saigneux de Mouton, &
la Volaille, & deux ou trois Oignons
blancs, piquez de Cloux de Gerofle. Mais
si le Malade étoit fort affoibli & exte-
nué, on luy donnera des Restaurants faits
avec la Perdrix, le vieux Cocq, les Cœurs
de Mouton & le Jus d'Eclanche, & par
intervale de la Gelée de Corne de Cerf;
par ce moyen il aura moins de peine à se rétablir. Pendant la nuit, s'il avoit besoin de
Nourriture, on lui donnera un Bouillon
ou un Consommé fait avec du Ris.

La Boisson doit être une Tisane faite

avec le Chiendent, l'Epine-vinette, la Raclure de Corne de Cerf & la Reglisse.

Quand le Malade sera gueri, s'il se plaignoit de Maux d'Estomach, & qu'il n'eût pas entierement recouvré son Appetit, il prendra, matin & soir, une Prise de la Quintessence d'Absynthe ; au lieu de quoy on peut se servir d'un bon Verre de Vin rouge chaud, dans lequel on mêlera une Pincée de Canelle ou de Muscade rapée, & une Cueillerée de Sucre ; ce que l'on réiterera selon le besoin.

Toutes les Personnes, à qui la délicatesse du Temperament, l'âge, ou la foiblesse, ou la Grossesse ne permettront de prendre que la moitié des Dozes de la Poudre Specifique, en réitereront l'usage une seconde fois : en cas qu'elles ne se trouvent pas gueries avec les demi Prises du Remede.

Les jours que le Malade ne prendra pas le Specifique, on pourra lui donner le matin à jeun, & trois heures aprés avoir dîné, un demi Gros de Theriaque recente, & avec huit Gouttes de la Teinture de Corail Anodine, ou huit Grains de sa Poudre, qu'on enveloppera dans du Pain à chanter, observant de lui faire boire un peu de Vin pardessus. Mais si la Dysenterie & le Cours de Ventre ne sont pas extrémement opiniâtres, on n'aura pas besoin de ce secours.

S'il arrive que si le Malade se plaigne de vives Douleurs jusqu'à la superficie du Bas-Ventre, on pourra donner dés le commencement de la Dysenterie, une Prise de la Poudre Vomitive, pour ôter la trop grande abondance des Humeurs crues & bilieuses, ou bien le purger une ou deux fois avec les Pilulles Purgatives, avant de commencer l'usage de la Poudre Specifique. Mais cela ne se pratique que dans les occasions extraordinaires, où la Vie du Malade est menacée, & à l'égard des Personnes extrémement robustes, & pleines d'Humeurs.

Je suis obligé d'avertir que les Poulmoniques, les Atrophiques, & ceux qui ont des Schyrres dans le Bas-Ventre ne sont pas du nombre des Malades qui doivent esperer de ce Remede l'avantage que j'en promets, non plus que ceux ausquels il survient le Flux de Sang, à la fin d'une longue Maladie.

Lorsque dans le Cours de la Dysenterie il survient au Malade un Hoquet & un Vomissement, avec une Tension dans le Bas-Ventre, accompagnée de Déjections semblables à la Lie de Vin, ou à de la Lavûre de Chair sentant le Cadavre; le Malade essayera inutilement de guerir: car ce sont des marques certaines que la

Gangrenne

Gangrenne est déja dans les Intestins. Ce Remede ne convient pas non plus dans la Lienterie, & dans les Cours de Ventre sereux, c'est-à-dire, dans certaines Evacuations poracées, claires, puantes, & extrémement abondantes.

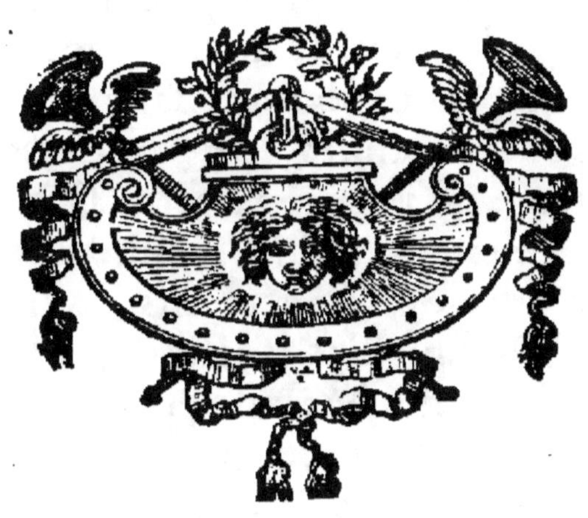

MANIERE DE DONNER LA
Poudre Febrifuge Purgative, dans toutes les Fievres Intermittentes, si-tôt qu'elles se sont declarées.

DAns toutes les Fievres Intermittentes, il faut que le Malade observe un bon Regime de vivre, qu'il prenne du repos, & qu'il garde, dés le commencement, la conduite qui est ordonnée dans les Fievres Ardentes & Continues, *pag. 7. & suivantes.* C'est à dire, qu'il doit se faire saigner d'abord, pour desemplir suffisamment les Vaisseaux, prendre des Lavements, s'humecter & se rafraîchir par des Boissons, &c.

Si l'Estomac du Malade est chargé d'Humeurs & de Bile (ce qui se fera connoître par des Envies de vomir) on commencera par luy donner une Prise de la Poudre Vomitive, suivant le Memoire de son usage, pour le dégager ; & on pourra méme la réiterer deux ou trois fois, si ce Remede fait diminuer la Fievre, & si les forces le permettent. Mais si le Malade n'étoit pas en état d'user de cette Poudre, on lui donnera, aprés le second ou le troisiéme Accez, la Poudre Febrifuge Purgative, qu'on peut ap-ller Specifique contre toute sorte de Fievres Intermittentes : puisqu'elle guerit plus des deux tiers de ceux qui s'en servent. On la donne aux Malades, qui ont la Fievre Tierce, Quarte & Double-Quarte, le matin à jeun, la veille & le lendemain de l'Accez. Dans les Fievres Quotidiennes, Double Tierces & Triples-Quartes, il suffit qu'on la puisse donner six ou huit heures avant l'Accez. On la réïtere dans toutes les Fievres Intermittentes, de deux jours l'un. La pluspart des Malades se trouveront gueris à la troisiéme ou quatriéme Prise.

La maniere de prendre la Poudre Febrifuge Purgative, est de la délayer dans trois Cueillerées de Vin & autant d'Eau, ou dans un demi Boüillon chaud. On peut encore en faire un Bol, avec quelque Syrop ou un peu de Miel, & le prendre envelopé dans du Pain à chanter, bûvant le Vin ou le demi Boüillon immediatement pardessus. Le Malade s'empêchera de vomir ce Remede ; quoi qu'il en excite quelquefois de legeres Envies, quand l'Estomac est foible ou surchargé d'Humeurs. Trois heures aprés, il prendra un autre Boüillon.

Chaque fois que le Remede operera, le Malade boira un Verre de Tisane rafraîchissante ou d'Eau Pannée, & vivra sobrement le reste de la journée.

Cette Poudre se peut donner, sans aucun risque, à toutes Personnes de tout âge, de tout Sexe & de tout Temperament : les Femmes grosses même peuvent s'en servir utilement. On en donne aux Enfants, depuis deux ans jusqu'à quatre, le quart de la Prise, depuis quatre jusqu'à huit, le tiers : depuis huit jusqu'à douze, la moitié. C'est aussi la moitié de la Prise, qui doit faire la Dose convenable pour les Personnes délicates, pour celles qui sont fort âgées, & pour les Femmes grosses. Depuis douze jusqu'à dix-huit ans, on en donnera les deux tiers, & depuis dix-huit jusqu'à soixante ans, la Prise entiere, qui est de trentesix Grains, qu'on divisera avec un Coûteau, à l'Oeil, ou avec des Balances. On pourra même l'augmenter, pour ceux qui auront été purgez trop foiblement.

Lorsque le Malade aura été saigné & suffisament purgé par les cinq Prises de cette Poudre Febrifuge Purgative : si la Fievre devient rebelle (comme cela peut arriver quelquefois dans l'Automne & dans l'Hyver, mais ce qui n'arrive que rarement dans les autres Saisons : si le septiéme Accez est aussi violent que l'étoit le premier, on doit être persuadé que la cause de la Maladie ne consiste plus, ni dans la plenitude du Sang, ni

dans une trop grande abondance de Bile :
mais bien dans une qualité de Levain crue,
acide & faline, qu'il ne s'agit plus que de
corriger & d'adoucir. Alors on ne doit
pas differer de faire fucceder à l'ufage de la
Poudre Febrifuge Purgative celuy du Quinquina ordinaire ou compofé, qui ne manquera pas d'arrêter la Fievre : pourvû que le Malade en prenne le poids de deux Onces,
comme il eſt marqué cy-aprés.

Ufage du Quinquina compofé.

PRenez un Gros de Quinquina compofé. Incorporez-le avec quelque
Syrop ou un peu de Miel pour en former
unBol, que l'on fera avaller dans du Pain
à chanter, en bûvant un peu d'Eau & de
Vin immediatement pardeſſus. On peut auſ-
fi en délayer la même quantité, dans un demi Verre d'Eau & de Vin pour le prendre.

On donne la premiere Prife de ce Remede deux heures avant la Fiévre, ou
à l'entrée de l'Accez. On en donne une
feconde Prife à la fin de l'Accez, & on
la réitere de quatre heures en quatre heures ; juſqu'à ce que les deux Onces foient
confommées : ce qui achevera indubita-
blement de guerir le Malade.

Il ne faut plus se purger, lorsque l'on aura pris le Quinquina.

Il faut encore prendre garde de s'arrester trop long-temps à la Saignée & aux Purgatifs, lors que les Fiévres Intermittentes menacent de devenir Continuës. On doit, dans ces occasions, avoir recours au Quinquina; ainsi que nous venons de le prescrire.

Quand la Fiévre aura cessé, on purgera le Malade avec la Poudre Febrifuge purgative, autant de fois qu'on le jugera à propos; & on lui donnera encore à la fin des Purgations, le Quinquina, pour prévenir le retour de la Fiévre.

On doit éviter de confondre les Fiévres Intermittentes, & Double-tierces continuës avec les Fiévres malignes, & bien examiner leur caractere, parce que la Poudre Febrifuge purgative ne convient pas dans ces dernieres, non plus que dans les Fiévres, qui sont accompagnées de grand Devoyement. On doit pour lors se servir des Pilulles Purgatives, *pag* 37.

A l'égard du Regime de vivre, on nourrira le Malade, pendant la Fiévre, avec des Boüillons un peu clairs, faits avec la Roëlle de Veau, la Tranche de Bœuf, & la Volaille ou autres, selon la commodité. Mais s'il est sans Fiévre, on lui donnera un Potage à dîner, avec un peu de Viande rotie; & à souper, un Potage & un Oeuf frais. Le Malade peut boire dans le Chaud tant qu'il luy plaira; mais non pas dans le Frisson. Sa Tisane sera faite avec les Racines d'Oseille, de Nenuphar, & avec le Chiendent, & la Reglisse.

Quant aux Lavements, ils seront composez selon le besoin; & on observera d'en prendre un, la veille & le lendemain de chaque Purgation.

Usages divers de la Poudre Febrifuge Purgative.

AU reste la Poudre Febrifuge purgative est encore tres-propre dans les Maladies longues & inveterées, qui sont ordinairement entretenuës & causées par des Obstructions dans les Visceres du bas Ventre, & par une abondance d'Humeurs cruës & bilieuses, comme dans les Langueurs, dans la Jaunisse, dans l'Hydropisie, &c. Elle produit de tres-bons effets dans les Fluxions de Poitrine, pourvû qu'il n'y ait pas d'Inflammation considerable; & elle soulage les Asthmatiques, ceux qui sont attaquez de Goutte, de Rhumatisme universel, & de Douleurs de Reins. On la donne dans toutes ces Maladies, de deux ou de trois jours l'un; jusqu'à ce que le Malade soit entierement soulagé ou gueri.

On peut aussi s'en servir pour se purger par précaution dans les changements de Saison; & alors il est bon de s'y préparer par la Saignée du Bras , si l'on se sent en avoir besoin, & par quelques Boüillons faits avec les Herbes de la Saison , ou autres Boissons rafraichissantes, pour s'humecter, & pour détremper les Humeurs : afin qu'elles puissent s'évacuer plus aisément. Avec ce secours, on est seur de prévenir un nombre infini de Maladies communes & populaires, qui surviennent ordinairement en certaines Saisons de l'année.

USAGE

USAGE DE LA POUDRE
Sudorifique dans la Pleuresie &
fausse Pleuresie.

CE Remede est d'un tres-grand secours dans toutes les occasions, où il s'agit de guerir par la Sueur, & sur tout dans la Pleuresie, & la fausse Pleuresie ; Maladies tres-frequentes à la Campagne, & dans les Armées.

Avant que de tenter l'usage de la Poudre Sudorifique, il faudra faire saigner le Malade deux ou trois fois, & davantage même, suposé que la trop grande abondance de Sang, ou l'extrême violence du Mal l'exigent ainsi. Peut être ces Saignées réiterées suffiront-elles pour procurer au Malade une parfaite Guerison; en y joignant des Tisanes, & des Syrops convenables à la Poitrine, & des Lavements purgatifs, & propres à dégager le Ventre, *page 96.* Mais si malgré ces premiers Secours, on s'apperçoit que la violence du Mal subsiste encore, & augmente même au lieu de diminuer, pour lors on aura recours à la Poudre Sudorifique.

La Doze sera d'un demi Gros, qu'on

G

diminuera selon l'âge & le temperament du Malade, comme les Pilulles Purgatives, *page* 38. On donnera la premiere Prise à la fin d'un Redoublement ; ensuite de quoy on réiterera cette Doze de douze heures en douze heures.

Quant à la maniere de faire prendre cette Poudre, chaque Prise se donnera dans six Onces d'Eau de Coquelico distillée, ou à son défaut, dans la même quantité de Jus de Bourache, de Buglose, de Cerfüil, ou de Tisane faite avec les mêmes Simples. On pourra même en former un Bol avec du Syrop de Coquelico, un peu de Miel, ou quelque Confiture, & l'envelopper dans du Pain à chanter pour l'avaller plus facilement ; & immediatement par-dessus, on boira la Tisane, ou les six Onces d'Eau distillée. Aussi-tôt qu'on aura pris le Remede, on frottera le Côté où la douleur se fera sentir, avec l'Onguent de Guimauve ou l'Huile d'Olives, & on y appliquera un Cataplasme fait avec des Blancs de Poireaux, ou de la Verveine boüillie dans le Lait.

Ensuite on couvrira soigneusement le Malade qui se tiendra tranquile dans son Lit, sans se découvrir ; & lors qu'il commencera à suer, on lui donnera un Boüillon chaud, dans lequel on exprimera le Jus d'un demi Citron, si l'on en peut trouver. On doit entretenir la Sueur pendant sept heures, pour le moins, ou jusqu'à ce qu'on s'apperçoive de quelques Palpitations de Cœur ou de quelque Foiblesse. Pour lors on changera le Malade de Linge, on l'essuyera, & on lui fera prendre un Boüillon ; & aprés lui avoir ôté le Cataplasme, on lui lavera le Côté avec du Vin ou de l'Eau de Vie dégourdie.

Si malgré toutes ces précautions les Douleurs se faisoient encore sentir violemment, on lui fera prendre sur le soir la Teinture ou la Poudre de Corail Anodine, *page* 43. afin de lui procurer du repos pendant la nuit.

Au reste, s'il arrivoit qu'aprés avoir avalé la premiere Prise de la Poudre Sudorifique, le Malade eût neanmoins de la peine à suer, on seroit obligé de lui en donner une seconde Prise, deux heures aprés la premiere, pour le soulager plus promptement, & de lui mettre en même tems une Bouteille remplie d'Eau chaude sous chaque Aisselle, & sur la Partie douloureuse.

Comme il se pourroit faire aussi que, pendant la Sueur, le Malade se plaindroit d'une espece de Langueur, pour lors il faudroit le fortifier avec une Cuillerée ou deux de Vin chaud, ou avec de petits Boüil-

G ij

lons & de la Gelée, qu'on luy donnera par intervalle.

Quand les Douleurs auront cessé (même après la premiere Prise du Sudorifique) il ne faut pas manquer de profiter de cet état, pour purger le Malade avec la Poudre Febrifuge Purgative, que l'on employera suivant le Memoire de son usage, *page* 59. & que l'on réiterera autant de fois qu'il sera necessaire pour l'entiere Guerison.

Si, aprés avoir employé trois ou quatre fois la Poudre Sudorifique, on voit que la Fievre & les autres Accidents ne cessent point : si l'Oppression de Poitrine est violente, & accompagnée de Fluxion, de Gonflement, de Tension de Bas-Ventre, & de vives Douleurs au Côté ; alors, pour prévenir l'extrême danger où se trouve le Malade, on aura promptement recours à la Poudre Vomitive, qu'on donnera Grain à Grain, dans du Vin ou dans du Boüillon, *page* 33. On réiterera ce Grain, de demie heure en demie heure, & on continuera d'en donner, jusqu'à ce que les Evacuations ayent considerablement soulagé le Malade. On ne doit pas s'embarasser pour lors de compter le nombre de Grains que le Malade prendra de cette maniere, l'un aprés l'autre : car on en donne quelquefois ainsi jusqu'à trente, & même jusqu'à quarante

Grains, avec tout le succez imaginable; ensuite de quoy on revient à l'usage des Remedes qui conviennent à l'état present du Malade, soit pour le fortifier, soit pour le purger.

A l'égard du Regime de Vivre, on nourrira le Malade avec des Boüillons un peu clairs, faits avec la Roelle de Veau, la Tranche de Bœuf & la Volaille; & on aura soin de lui faire dègourdir sa Tisane. Il faut sur toutes choses lui faire prendre de l'Eau de Coquelico, ou du Jus des autres Herbes indiquées cy-dessus, en cas qu'on en en puisse trouver. On en mêlera une Cueillerée dans sa Tisane, à chaque foisqu'il boira, & quatre Cueillerées dans chaque Boüillon : ce qu'on observera seulement jusqu'à ce qu'il soit entierement gueri.

Nous avons remarqué, au commencement de cet article, que la Poudre Sudorifique s'employoit avec succez dans toutes les Maladies dont il estoit possible de guerir par la Sueur. Ainsi on pourra s'en servir dans les Fievres Continues & Ardentes, dans la Petite Verole, dans la Rougeole, & dans les Fievres Malignes & Pourpreuses. Il faudra pour lors consulter, sur la conduite qu'on doit tenir, ce que nous en avons dit plus haut, dans le Memoire de la Pierre de Porc, *page* 13, &c.

Lors qu'on a besoin de suer dans la

Sciatique, ou dans le Rhumatisme universel , on prend le matin à jeun , une Prise de la Poudre Sudorifique , délayée dans
un Verre de Tisane de Scorsonnaire , selon la conduite marquée dans la Pleuresie.

Outre les Vertus qu'a la Poudre Sudorifique contre les Maladies précedentes ,
elle est encore tres-efficace dans les Palpitations de Cœur , dans les Débilitez d'E-
stomac , dans les Vomissements & dans les
Coliques Venteuses. Pour lors on ne donnera au Malade que le quart , ou la moitié de la Prise , délayée dans quatre ou
cinq Cueillerées de Vin pur , ou envelopée dans du Pain à chanter. On la réiterera selon le besoin ; ce qui n'empêchera
pas qu'on ne vaque à ses affaires , aprés
l'avoir prise.

Cette Poudre est encore un excellent
Contre-Poison , & , comme telle , doit
être prise dans du Vin pur. Selon les Accidents violents dont le Mal sera suivi ,
on la réiterera de deux en deux heures ,
ou de quatre en quatre heures , pour se-
courir plus promtement & plus seurement
le Malade ; ce que l'on continuera jusqu'à
ce qu'on s'apperçoive d'un soulagement
considerable. Mais il faudra observer de
n'en donner qu'une demie Prise à la fois,

& faire boire au Malade du Petit Lait clarifié, ou du Lait de Vache, suivant la
qualité du Poison. On le nourrira dans la
suite, avec des Aliments proportionnez à
l'état où il se trouvera.

Je me suis étendu sur ce qui concernoit
la maniere de guerir la Pleuresie, quoique
j'en aye parlé ailleurs, & même dans ce
Livre, au Chapitre de la Pierre de Porc,
page 18. Mais j'ay crû que je ne pouvois m'en
dispenser, par raport à l'importance du Mal,
& au frequent danger que l'on court d'y
tomber, sur tout en Campagne, & dans
l'Eté, lors que l'on est assez peu prudent
pour boire trop froid, ou entrer dans
un lieu trop frais, ayant excessivement
chaud. On ne peut assez s'observer là-
dessus.

USAGE DU BAUME DIURETIQUE
fait avec la Racine de Parera-Brava.

CE Remede est Specifique dans toutes les Maladies des Reins & de la Vessie, qui ne sont pas absolument incurables. On l'employe, avec succés, dans les Suppressions & dans les difficultez d'uriner, dans les Cuissons, les Irritations douloureuses, & les Ardeurs d'Urine. On en donne dans les Coliques Nephretiques, & lorsque le Calcul, le Sable, les Glaires, le Limon, ou la Boüe forment des embaras dans les Reins ou dans la Vessie. Ce Remede les divise & les évacue doucement. De tous les Diuretiques, il n'y en a point de plus efficace, ni qui provoque les Urines plus naturellement.

La maniere ordinaire d'en user, est d'en prendre le matin à jeun, & quatre heures aprés avoir dîné, le Poids d'un demi Gros, dans du Pain à chanter, & de boire un peu de Vin blanc, on de Tisane faite avec les cinq Racines aperitives, ou autres immediatement pardessus; ce qu'on continue pendant quatre jours : ensuite de quoi on se purge le cinquiéme, avec la Poudre Febrifuge Purgative, *page 59.*

Le lendemain de la Purgation, on recommence l'usage du Baume, que l'on continue quatre autres jours de suite, en réiterant la Purgation le cinquiéme.

Si le Malade ne se sent pas absolument soulagé, & n'urine pas plus librement, on doit inferer que la Maladie est causée par des Carnositez, ou par une Paralysie de Vessie. A quoy ce Baume ne peut remedier : car en ce cas, les Bougies ou la Sonde sont seules capables de guerir le Malade.

Il est à remarquer que dans les attaques pressantes & douloureuses de Colique Nephretique, on donne le Poids d'un demi Gros de ce Remede, de quatre heures en quatre heures, sans craindre qu'il charie trop de Matiere, à la fois ; & on le continue jusqu'à ce que les Douleurs ayent cessé. On peut aussi, en même tems, faire saigner & baigner le Malade, supposé qu'il en ait la commodité, lui faisant boire des Eaux de Forges, ou quelqu'autre Boisson propre à son Mal. On n'oubliera point l'usage de la Teinture, ou de la Poudre de Corail Anodines, qui apaisent promptement la douleur, *page* 43.

Les Personnes qui sont sujettes aux attaques de Colique Nephretique, doivent prendre ce Baume, les quatre derniers jours de la Lune, se purger le cinquiéme, avec

la Poudre Febrifuge Purgative, *page 59.* Plusieurs Malades ont été gueris par cette Methode : mais il faut la continuer un an, ou
même plus long tems.

Quant aux Rhumes & aux Toux violentes, qui surviennent pour l'ordinaire en
Automne & en Hyver, on doit prendre
le Poids d'un demi Gros de ce Remede,
le matin à jeun, & la même Dose, quatre heures aprés avoir dîné, envelopée dans
du Pain à chanter, buvant un demi Boüillon immediatement pardessus. Ce Boüillon
sera fait avec une demie Douzaine d'Oignons blancs coupez menu, qu'on fera
boüillir dans une Pinte d'Eau réduite à
Chopine. On y peut ajoûter un demi Setier, ou environ, de Lait de Vache, avec
un peu de Sucre, ou de Miel.

Sur les dix heures du Soir, on donnera
au Malade une Prise de la Teinture, ou de
la Poudre de Corail Anodines, suivant le
Memoire de leur usage, *page 43.*

Ce Baume est un des plus grands secours
qu'on puisse procurer aux Troupes du Roy:
car le Rhume y regne generalement en Automne & en Hyver, aussi bien que les Dysenteries, les Fievres Intermittentes, & les
Pleuresies, dans le Printems & dans l'Eté.

Pendant cet usage, on doit observer,
autant qu'il est possible, un bon Regime

de vivre , & ſe tenir le Ventre libre , avec
des Lavements , que chacun compoſera ſelon ſon beſoin, *pag* 96. Il faut ſe purger exactement , tous les cinq jours , tandis qu'on ſe
ſervira de ce Remede.

On l'employera encore utilement , dans
les Enflures de Jambes , & dans les Hy-
dropiſies naiſſantes ; prenant ſoin , dans
ces occaſions , de ſe bien purger , avant que
d'en uſer.

Les Hydropiques doivent ſe nourrir de
Potages , de Pain trempé dans le Pot , de
Viande rotie , d'Oeufs frais & de Biſcuits,
& boire de l'Eau & du Vin , aux Repas.
Quand ils ſeront alterez , ils ſe contente-
ront de ſe gargariſer , & de ſe laver ſouvent la Bouche pour apaiſer la Soif , &
ils continueront l'uſage du Baume , juſqu'à
ce que les Urines coulent abondamment ,
& que l'Enflure ſoit diminuée.

USAGE DES PILULLES D'ALUN,
contre les Hemoragies.

ENtre toutes les Maladies qui attaquent le Corps humain, il n'y en a point de si effrayante, ni de si dangereuse que l'Hemoragie, ni qui demande par consequent un plus promt secours. C'est ce qui m'a engagé à en chercher quelqu'un ; & j'ay été assez heureux pour trouver un Specifique, qu'on peut dire être une des plus grandes & des plus utiles découvertes qu'on ait faites dans la Medecine.

Ce Remede, qui n'est autre chose que l'Alun de Roche, Drogue du Monde la plus commune, appaise & guerit seurement toutes les Hemoragies, pourvû qu'elles n'ayent pas été causées par un coup de feu, ou par quelque Instrument tranchant. Il agit également dans les Vomissements & Crachements de Sang. Il guerit le Flux des Hemorroïdes, aussi bien que l'écoulement de Sang qui provient de l'ouverture de quelque Veine dans le Corps. Enfin, il arrête infailliblement le Saignement de Nez, & celui qui se fait par le Conduit des Urines, & même par toute autre voye.

Un des plus grands avantages qui se rencontre dans l'usage de ce Remede, est qu'on ne le peut jamais donner mal à propos, & qu'il n'y a aucun contre-tems à craindre, en quelque état & en quelque disposition que le Malade puisse être, quand bien même il se trouveroit une complication de Maux. J'en ai donné depuis plusieurs années, à un si grand nombre de Personnes, que j'en puis parler avec assurance. Jusqu'à present je n'ai point trouvé de Remede plus Specifique, & dont les effets fussent plus promts, plus sûrs & plus doux.

Pour rendre plus infaillible l'usage de ce Specifique, il sera bon de saigner d'abord, une ou deux fois, le Malade, s'il est d'un Temperament sanguin. Souvent ce secours seul suffit pour le guerir, lorsque l'Hemoragie n'est causée que par la grande plenitude des Vaisseaux, ou par le Boüillonnement du Sang.

Les Topiques & le repos conviennent parfaitement à cette Maladie, lors qu'elle a été excitée par des mouvements violents, ou par des efforts extraordinaires. Mais une malheureuse experience ne nous a que trop appris que ces Remedes font souvent inutiles dans les Hemoragies violentes.

On sera pleinement convaincu de ce que j'avance sur les effets de l'Alun , lorsqu'on aura lû la Dissertation que j'en ai faite. Elle se vend chez le Sieur d'Houry Libraire.

Usage de l'Alun dans les Hemoragies.

LEs Pilulles d'Alun se prennent à toute heure , lorsque l'occasion le demande. Dans les Pertes de Sang nouvelles & peu considerables , la Dose est d'un demi Gros , qu'on donne au Malade , envelopé dans du Pain à chanter , avec un Verre d'Eau pannée par-dessus , ou bien de Tisane , telle qu'elle est décrite à la fin de ce Memoire. Un quart d'heure aprés , on doit donner au Malade un Verre de la même Boisson. On réitere ce Remede , de quatre heures en quatre heures , dans toutes sortes d'Hemoragies. Mais dans les occasions pressantes, où le Sang sort à gros Boüillons , on le donne de deux heures en deux heures. Quand la Perte de Sang est tout à-fait arrêtée , on en donne seulement le matin & le soir , & on continue cet usage, pendant huit ou dix jours, & même plus long tems, si on le juge necessaire.

On commence , pour l'ordinaire , à s'appercevoir de la diminution du Mal , aprés la quatriéme ou cinquiéme Prise ; & la Perte s'arrête toûjours peu à peu, sans que le Malade s'apperçoive d'autre changement au dedans du Corps, si ce n'est que quelquefois il ressent de legers Maux de Cœur, qui durent tres-peu, & qui ne vont jamais jusqu'à faire vomir avec effort.

Les Malades qui crachent ou qui vomissent le Sang, doivent avoir leur Chevet fort haut, afin de tenir leur Poitrine dans une situation commode. Pour ceux, dont l'Hemoragie est causée par quelque playe profonde, ils doivent se coucher de maniere, qu'il ne se puisse pas former de Dépôt de Sang dans les capacitez.

Dans le Saignement de Nez, on donne, comme à l'ordinaire, les Pilulles de quatre en quatre heures, & l'on réduit à même tems quelques-unes de ces Pilulles en poudre subtile, qu'on niêle avec autant d'Yeux d'Ecrevisses. On en met un peu au bout d'une grosse Tente, qu'on a soin de fourrer dans le Nez du Malade, & qu'on y laisse aussi long tems qu'on le juge à propos. Lors qu'il s'agit de l'ôter, on doit faire respirer un peu de Boüillon gras, afin que cette Tente ainsi humectée, se détache, sans faire une nouvelle excoriation.

La Perte de Sang par les Hemoroïdes, est tres-difficile à guerir, parce qu'elle revient peu de tems aprés. Ces récidives sont causées par les efforts que le Malade fait en allant à la Selle, lesquels rouvrent ordinairement les Vaisseaux. Comme on ne peut s'exempter de ce besoin, il faut dans cette occasion prendre l'Alun en poudre, le mêler avec autant de Farine, & en faire une Pâte avec le Mucilage de Gomme Adragant, pour en former des Suppositoires de la grosseur & de la longueur, à peu prés, du petit doigt. Lors qu'ils sont demi secs, on en met un le matin, & l'autre le soir ; & on les garde deux heures, s'il est possible. Il faut continuer de s'en servir jusqu'à parfaite guerison. Par ce moyen les Vaisseaux se réunissent plus promtement, que si on se servoit uniquement des Pilulles, & la Cicatrice devient assez forte pour résister dans la suite aux efforts qu'on fait.

La Teinture ou la Poudre de Corail, conviennent parfaitement dans toutes les Hemoragies, & facilitent toûjours la guerison. On en peut donner une Prise tous les soirs, dans un Verre d'Emulsion, lorsque les Malades sont agitez pendant la Nuit, par la Toux, par l'Insomnie, ou par d'autres

Accidents,

Accidents , & on peut la continuer tous les soirs jusqu'à parfaite guerison, *page* 43.

Il faut obferver , pendant toute la Maladie , un bon Regime de vivre , enforte que l'abftinence foit plus ou moins exacte, felon que la repletion eft plus ou moins confiderable.

Quand la Perte vient d'un Boüillonnement extraordinaire du Sang , on doit choifir une Nourriture propre à le temperer , comme des Potages & des Boüillons faits avec le Jarret de Veau , le Poulet , & y ajoûter le Pourpier , la Chicorée , & autres Herbes femblables. On peut auffi manger de ces mêmes Viandes roties ; & lorsqu'on reconnoît une efpece de diffolution dans le Sang, on doit ajoûter à cesNourritures, le Ris , l'Orge mondé , la Semoule, les Oeufs frais , & l'ufage des Ecreviffes en Boüillon , en Potage, ou autrement , pour contribuer à adoucir les Sels âcres de la Maffe du Sang.

Aprés la guerifon, les Malades doivent fe purger trois ou quatre fois avec les Pilulles Purgatives, *page* 37. & prendre auffi, felon le befoin , des Lavements rafraichiffants , dont la Décoction fera de petit Lait ou d'Eau de Son, en y mêlant trois Onces de Miel de Nenuphar.

Les grandes & longues Hemoragies font

H

toûjours suivies de Dégouts, d'Alteration,
de Lassitude , de Battements de Cœur ,
d'Inquietudes, de Douleurs de Tête , &
de quelque Mouvement de Fievre. Mais le
Malade ne doit pas s'en inquieter : car
ces Accidents ne durent guéres plus de
quinze jours ou trois Semaines, & la Fievre diminue peu à peu , sans qu'il soit necessaire d'employer aucun Febrifuge.

Quand les Pertes sont causées par l'Inflammation des Parties , on les peut appaiser par la Saignée , & par l'usage des
Eaux de Forges & du Lait de Vache. L'un
& l'autre Remede est tres-capable de guerir
& de rétablir promtement les Malades ,
en temperant la Chaleur & le Boüillonnement du Sang. Il empêche aussi les récidives.

Au reste il est inutile d'employer aucun Remede contre les Hemoragies qui sont critiques & salutaires ; on doit alors laisser agir
la Nature. Mais, lors qu'elles sont trop a-
bondantes ou qu'elles durent trop long-tems,
il faut s'y opposer avec prudence , & les
arrêter par les Remedes que nous avons
marquez.

Tisane contre les Hemoragies.

PRenez de la Racine de grande Confou-
de, une Poignée ; des Feuilles de l'Hy-
erre terreftre, de Bourfe à Pafteur, de Plantain
& d'Orties piquantes, de chacun deux Poignées ; Fleurs d'Hypericon, une Poignée:
le tout nettoyé, lavé & coupé menu ;
faites-le boüillir dans deux Pintes d'Eau,
réduites à trois Chopines ; en retirant le
Coquemart du Feu, ajoûtez-y un peu de
Réglifle, & paffez la Tifane.

USAGE D'UN REMEDE

Specifique pour guerir la Verole, les vieux Ulceres, les Ecrouelles naissantes, la Galle inveterée, & toutes les Maladies rebelles entretenues par la corruption de la Masse du Sang.

DE toutes les Maladies dont l'Homme est affligé, il n'y en a guéres de plus à craindre que la Verole : les accidents qui l'accompagnent sont infinis, & la contagion en est toûjours certaine. Le Mary la communique à sa Femme, la Femme à son Enfant ; l'Enfant à sa Nourrice, & la Nourrice à son Mary & à ses Nourrissons. Ainsi des Familles entieres se trouvent souvent desolées & deshonnorées, sans sçavoir l'origine du Mal qui les accable.

Quand on ne se fait pas traitter de ce Mal, dés le commencement, il devient quelquefois incurable, sur tout lorsque le Malade étant dans l'indigence, se voit hors d'état de se procurer les secours necessaires, ou est empêché par une honte pernicieuse de les demander dans le tems. Quand même il gueriroit, aprés ces delais, il ne jouira presque jamais d'une Santé robuste.

Comme les Chirurgiens de Campagne ſçavent rarement traitter cette Maladie , & cauſent ſouvent , par leur peu d'uſage , la perte de leurs Malades ; j'ai crû leur devoir communiquer un Remede Specifique, avec lequel ils gueriront ſeurement toutes les Veroles recentes & inveterées , pourvû qu'ils ſuivent exactement cette Methode.

Le Remede que je propoſe eſt d'autant plus commode , qu'on peut en uſer , ſans s'abſenter de ſon travail , & ſans obſerver un Regime de vivre extraordinaire.

Le Malade commencera par ſe faire ſaigner une ou deux fois du Bras , ſelon la force ou la foibleſſe de ſon Temperament. Le lendemain de la Saignée, on lui donnera une Priſe de la Poudre Vomitive , *page 32.* obſervant exactement ce qui eſt marqué dans le Memoire ; deux jours aprés, il ſe purgera avec une Priſe de la Poudre Febrifuge Purgative, qu'il prendra auſſi ſelon le Memoire , *page 59.*

Le lendemain de cette Purgation , il commencera l'uſage de la Tiſane ſuivante.

Prenez trois Gros de Sené mondé, une demie Once de Regliſſe battue & effilée: faites-les infuſer à froid , pendant douze heures , dans cinq demi Setiers d'Eau de Fontaine , ou autre ; le lendemain faites-la boüillir juſqu'à la réduction d'une

Pinte , ôtez la du Feu , laiſſez-la refroidir , paſſez la par un Linge : ajoûtez-y
enſuite le poids de deux Gros de l'Eau Vulneraire Metallique , & la mettez dans une
Bouteille de Verre bien bouchée.

Usage de la Tisane.

ON en donnera au Malade , le matin
à jeun , une Chopine en deux Ver-
res , laiſſant une heure de diſtance de l'un
à l'autre Verre : Quatre heures aprés le
dîné , on réiterera la même quantité , ayant
ſoin de bien remuer la Bouteille , chaque
fois qu'on verſera la Tiſane. On continuera d'en faire boire pendant vingt-quatre jours , en purgeant le Malade tous les
ſix jours avec la Poudre Febrifuge Purgative , comme nous l'avons marqué cy-
deſſus.

Si aprés douze jours d'uſage de cetteTi-
ſane, les accidents exterieurs qui accompagnent ordinairement la Maladie , n'étoient
pas abſolument diſſipez,ou conſiderablement
diminuez ; alors on doit augmenter la Doſe de l'Eau Vulneraire , juſqu'à trois Gros,
& même juſqu'à une demie Once. De cette maniere , vingt-quatre jours d'uſage gueriront ſeurement.

Il faut auſſi que le Malade s'empêche de

vomir la Tisane, le plus qu'il lui sera possible. Mais, s'il ne peut s'en garantir, il boira dans les intervales que laisse le Vomissement, quelques Verres d'Eau chaude, & se lavera la bouche chaque fois qu'il aura vomi.

Deux heures aprés le dernier Verre, le Malade peut prendre de la Nourriture; il agira même, si ses forces le permettent, & s'il n'a point été trop tourmenté par les Evacuations, ce qui arrive quelquefois dans les premiers jours.

Il est important de sçavoir que, quand on ne vomit pas ce Remede, & qu'il opere par en bas, tous les Signes exterieurs de ce Mal disparoissent promtement, & le Malade guerit plus tôt.

Si cette Tisane excitoit une Salivation abondante (ce qui n'arrive que rarement, & ce qui ne doit faire de peine à personne; cet accident étant plûtôt salutaire que contraire à la guerison) il la faut laisser couler : car elle cessera bientôt d'elle-même; & cependant on doit interrompre, pour quelques jours, l'usage de la Tisane. Je conseille neanmoins à ceux qui ne veulent pas qu'on les soupçonne d'être attaquez de ce Mal, de prendre dans ces occasions, trois jours de suite, une Prise de la Poudre Febrifuge Purgative; laquelle évacuant

abondamment les Humeurs par en-bas ;
empêchera que la Langue & les Gencives
ne deviennent malades.

Comme il se pourroit rencontrer des Personnes qui seroient hors d'état de prendre
la Dose entiere des Remedes , soit à cause de la foiblesse , de l'âge & de la délicatesse du Temperament , soit pour avoir
été entierement affoiblis & extenuez par
la longueur de la Maladie , on se contentera de leur donner d'abord une Chopine
de la Tisane , chaque jour ; sçavoir , un
demi Setier le matin , en deux Verres , &
l'autre demi Setier l'aprés-dîné. On aug-
mentera dans la suite la Dose , à proportion que les forces leur reviendront. Dans
ces occasions , on la continuera plus long-
tems , si le Mal s'opiniâtre.

Lorsque le Malade sera gueri , aprés
l'usage de cette Tisane , il faudra qu'il se
ménage avec soin , & qu'il prenne encore
tous les huit jours , pendant un mois , une
Prise de la Poudre Febrifuge Purgative.
Mais je ne donne cet avis , qu'à ceux dont
la Maladie seroit fort inveterée.

Le Regime qu'on doit observer ,
pendant cette Tisane , est de vivre à son
ordinaire , & de prendre de bonne Nourriture , quand on en aura le moyen. On
pourra boire du Vin trempé d'Eau , du

Cidre,

Cidre, de la Bierre, ou de la Tisane commune, *page 94.* Mais il faudra s'abstenir de toute sorte de débauches, pendant l'usage de ce Remede.

Ceux que la Maladie aura fort affoiblis & épuisez, pourront, aprés leur guerison, prendre du Lait de Vache, ou des Consommez faits avec le Veau & le Ris, qui les fortifieront & les rétabliront plus promtement.

Quoique les Nodus, les Maux de Gorge, les Ulceres, les Playes, les Galles, & les Douleurs nocturnes dans les Membres puissent survenir (ainsi qu'il arrive dans le Scorbut) indépendamment de la Verole, on sçait neanmoins qu'ils sont les symptômes ordinaires de cette Maladie. Quand ces Maux sont rebelles aux Remedes generaux, on peut encore avoir recours, pour les guerir, à l'usage de la Tisane Specifique.

Lorsque dans ces Maux on ne pourra soupçonner quelque cause Verolique, les Malades ne seront point obligez d'observer tout ce qui est marqué dans ce Memoire. Ils prendront seulement une Chopine de cette Tisane, par jour, selon la Methode marquée cy-dessus, & cesseront d'en prendre, quand ils seront entierement gueris; quoi qu'ils n'en eussent usé que peu de jours. Mais si le Mal ne cedoit pas à une Chopine de cette Tisane , par jour , ils en prendront une Pinte qui les guerira seurement.

Les Malades , qui auront des Rhumatismes , des Sciatiques , des Humeurs froides , ou des Ecrouelles , qui ne seront point ouvertes ni trop inveterées , gueriront encore par le même secours. Mais ces derniers ne doivent boire qu'une Chopine de cette Tisane , par jour , & se purger , tous les huit jours , avec la Poudre Febrifuge Purgative , *page 63.* Ils observeront au reste , ce qui est marqué dans ce Memoire , & continueront cet usage pendant trois ou quatre Mois. Ils l'interrompront de temps en temps, pour quelques jours, lors qu'ils se trouveront fatiguez , ensuite ils recommenceront , jusqu'à ce que les Tumeurs soient fondues.

Ces Malades doivent aussi , pendant ce tems , fumer tous les jours plusieurs Pipes de Tabac , s'ils le peuvent ; c'est-à-dire , jusqu'à cinq ou six Pipes. Ce secours ne contribuera pas peu à leur guerison : car on dérobe , par là , beaucoup d'Humeurs visqueuses qui s'arrêtent ordinairement vers les Glandes , & qui en augmentent journellement la grosseur.

*Memoire de Boüillons, de Potages, de Panades,
de Tisanes & de Lavements, pour les Soldats & les Pauvres de la Campagne.*

LEs Malades, qui n'ont pas le moyen
de fournir à la dépense des Aliments
que nous venons de preſcrire dans les Memoires précedents, ſe feront des Boüillons
à la Viande, ſelon leur pouvoir ; ſinon,
ils uſeront de Potages, au Lait, à l'Oignon, & aux Lentilles, ou autres faits de
de la maniere qui ſuit.

BOUILLON.

PRenez quatre Onces d'Orge m ondée
de Gruau, ou d'Avoine moulue, ou
de Ris battu ; lavez-les, & les jettez dans
quatre Pintes d'Eau boüillante, & les laiſ-
ſez infuſer ſur un petit Feu, juſqu'à ce
qu'ils ſoient bien enflez. Faites-les boüillir
juſqu'à une coction parfaite. Paſſez-les, comme on fait des Pois, & y ajoûtez trois Onces
de Sucre, ou de Miel, ſoit de Narbonne,
ſoit commun, pourvû qu'il ſoit bien choi-
ſi, & qu'on l'écume avec ſoin. Vous y
pouvez auſſi ajoûter une Pincée ou deux,
d'Herbes fines ; comme de Thin, Sauge,

Sariette, & de l'Oignon blanc, avec un
peu de Sel. Au lieu de Miel, on se sert,
si l'on veut, de Beurre frais.

Si la Fiévre est violente, on ne donne
que le clair de ce Boüillon : mais si elle
n'est pas forte, & si le Malade a besoin
de Nourriture, on lui donnera ce Boüillon plus épais, en le remuant avant que
de le faire chaufer, pour y mêler une espece de Boüillie qui se trouve au fond.
Lorsque le Malade n'aura plus de Fievre, &
qu'il commencera à avoir de l'appetit, on y
peut mettre un peu de Pain & un Jaune
d'Oeuf, & pour réveiller son goût par quelque changement, un peu de Muscade râpée,
& quelques Amandes ameres pilées. S'il a la
Dysenterie, ou le Cours de Ventre, on y pourra mettre une Poignée de Raclure de Corne
de Cerf, au lieu de Miel.

Ces Boüillons se conservent deux jours,
en Eté ; & trois ou quatre jours, en Hyver.
On les garde dans une Cruche de Grais,
bien bouchée, & mise en un lieu sec &
froid.

Potage pour les Convalescents.

PRenez quatre Poignées d'Herbes Pota-
geres épluchées, deux ou trois Oignons blancs coupez par morceaux, demie

Once de Beurre ou de Graiffe , quatre Cueillerées de Farine ou de Ris battu , un Gros de Sel , une Pincée de Poivre. Faites boüillir le tout dans trois Pintes d'Eau, réduites à trois Chopines, pour vous en fervir au befoin. On en peut faire pour trois ou quatre jours , fi l'on veut.

P A N A D E.

PRenez une Cueillerée de Mie de Pain bien fechée fur le Feu , ou la même quantité de Semoüille, ou de *Vermicelli*, dans les Païs où ils font communs. Mettez le dans une Ecuelle,avec une Pincée de Sel , & autant d'Eau qu'il en faut pour le réduire en Panade. Faites-le mitonner fort doucement, & le remuez jufqu'à ce qu'il foit cuit. En l'ôtant du Feu , ajoûtez-y une Cueillerée de bonne Huile d'Olives, que vous mêlerez exactement , fans la faire boüillir. Cette Panade convient à tout le monde, particulierement aux Enfants en Chartre.

Lorfque les Malades font foibles , on peut , au lieu d'Eau pure , employer moitié Eau , moitié Vin , & l'on doit retrancher l'Huile , à la place de laquelle on ajoûtera un peu de Sucre. On peut encore fe fervir de bon Boüillons ou de Reftaurants pour faire ces Panades. Ces change-

ments dépendent des differentes occasions :
les Riches & les Pauvres peuvent également
en user.

AUTRE PANADE POUR CEUX
qui ont le Cours de Ventre.

PRenez la Mie d'un Pain d'un Sol, mettez-
là dans un Pot de Terre, avec une Pinte
d'Eau, une Pincée de Sel, & un peu de
Canelle ou de Muscade : faites boüillir le tout
à petit Feu, jusqu'à ce qu'il soit réduit en
consistance de Panade, & le passez par
une Etamine, en l'exprimant fortement.
Ensuite ajoûtez-y une Cueillerée de Sucre,
& deux ou trois Jaunes d'Oeufs, bien broüil-
lez ensemble, & faites les boüillir un moment, jusqu'à ce que les Jaunes d'œufs
soient cuits. On prendra une de ces Panades, le matin, & une autre, le soir.

TISANES DIFFERENTES.

LES Tisanes se font ordinairement avec
les Racines de Scorsonnaire, de Chicorée Sauvage, d'Ozeille, de Fraizier,
de Nenuphar, de Chiendent, de Réglisse, & avec de l'Orge ou de l'Avoine, &
la Raclure de Corne de Cerf.

Le Malade peut aussi boire de l'Eau Pannée, ou de l'Eau dans laquelle on aura
fait infuser, à froid, ces Racines coupées

menu , aussi-bien que les Feuilles de Chicorée Sauvage, d'Aigremoine, de Melisse,de
Pimpernelle, les Feuilles de Capillaires , les
Fleurs de Coquelico , de Boüillon blanc ,
Graine de Geniévre , Coriande concassée ,
& semblables , dont l'usage n'est pas si dé-
goûtant que celui des Tisanes. Cette Boisson,
qui coûte encore moins, ne laisse pas de faire
du bien.

On ne doit pas faire boüillir les Tisanes
trop long-tems, crainte que devenant trop
épaisses , elles ne chargent l'estomac du Malade ; ni se mettre en peine d'y faire entrer
toutes les Racines ou Feuilles marquées cy-
dessus : il suffira d'en employer deux ou trois
sortes, pour faire une Tisane.

Tisane d' Avoine rafraichissante , pour s'humec-
ter & pour détremper les Humeurs , lors
qu'on voudra se purger par précaution , ou
dans les changements de Saison.

PRenez quatre Poignées d'Avoine bien
lavées, deux Poignées de Racine de Chicorée Sauvage, nettoyées & coupées menu ;
faites les boüillir dans quatre Pintes d'Eau ,
réduites à trois Pintes; ajoûtez-y ensuite deux
Gros de Cristal mineral , & quatre Onces
de Miel commun , choisi bien blanc ; faites le boüillir de rechef , pendant un demi
quart d'heure , & l'écumez avec soin ; ôtez-

le du Feu, & le passez par une Etamine,
sans expression ; gardez cette Tisane dans
des Bouteilles bien bouchées.

On boit, le matin à jeun, une Chopine de
cette Tisane, en deux ou trois Verres, & autant
trois heures aprés avoir dîné. Deux heures
aprés avoir pris le dernier Verre, on peut
manger ; & on continue à en boire pendant quinze jours, en se purgeant au commencement, au milieu & à la fin, avec
la Poudre Febrifuge Purgative, *page 63.*

Tisane de Quinquina.

PRenez une Once du meilleur Quinquina en poudre, un Gros de Cristal
mineral, & un peu de Reglisse. Faites
boüillir le tout dans trois Chopines d'Eau,
réduites à Pinte : laissez refroidir cette Tisane, & la passez.

Le Malade boira chaque jour cette Pinte, à differentes reprises, comme si c'é-
toit une Tisane ordinaire ; c'est-à-dire, une
Chopine en deux Verres, dans la matinée,
& une autre Chopine aussi en deux Verres,
trois heures aprés le dîné, laissant une demie heure, ou une heure d'intervale entre
chaque Verre. Il observera seulement de ne pas
prendre de Boisson, ni de Nourriture, une demie heure avant, & aprés en avoir bû. On
continuera l'usage de cette Tisane jusqu'à ce

que la Fiévre ait ceſſé, & même quelques
jours aprés.

Dans les Fiévres continues, le Malade
uſera de cette Tiſane, au lieu des Tiſa-
nes ordinaires ; & en pourra boire deux,
ou même trois Pintes dans les vingt-quatre heures, ſans qu'il s'en trouve échauffé. Cette Boiſſon n'empêche pas qu'on ne
mette les autres ſecours de la Medecine en
pratique.

Lavemens.

DAns les Maladies où il ne s'agit que
de rafraîchir & de purger legerement,
on ſe ſert d'Eau pure, ou d'une Décoction
compoſée de toute ſorte d'Herbes, dans laquelle on délaye trois Onces de Miel de
Nenuphar : ou bien on prend une Chopine
de petit Lait, avec trois Onces de Miel violat, ou autre; & quand on veut donner à ces Lavemens une vertu plus purgative, on ajoûte
à la décoction cinq ou ſix Branches de Gratio-
la, qu'on appelle vulgairement, *Herbe à Pau-
vre Homme* : & l'on y diſſoud deux Gros de
Criſtal mineral, avec quatre Onces de Miel
commun. On fait encore des Lavemens avec
l'Urine d'une Perſonne ſaine, dans laquelle on
délaye quatre Onces du même Miel. Ceux qui
ont averſion pour les Lavemens, ou qui ſont
à la Campagne, ſans commoditez, peuvent ſe
ſervir de Suppoſitoires faits avec du Sel & du

Miel commun. On en fait pour les Enfans avec un Morceau de Savon , coupé de la Longueur du petit Doigt.

Syrop de Vin Cordial.

PRenez une Pinte de bon Vin rosé, une Livre de Sucre ; faites-les boüillir à petit Feu , jusqu'à ce qu'ils soient réduits en consistance de Syrop, & les clarifiez de la maniere qui suit.

Prenez un Blanc d'Oeuf avec sa Coquille, que vous écraserez ; ajoûtez-y deux ou trois Cueillerées d'Eau , & le battez dans une Ecuelle pour en rompre la viscosité ; vous le verserez ensuite dans le Syrop : & lorsque le tout sera bien mêlé , vous remettrez le Vaisseau sur le Feu , & l'en retirerez aussi-tôt que le Syrop sera clarifié.

On fera prendre une Cueillerée de ce Syrop, battue dans un Verre de Tisane ou d'Eau , & on réiterera cette Prise, autant de fois qu'il en sera besoin. On en pourra même, de tems en tems , donner une demie Cueillerée pure : cela réjouit & fortifie toûjours les Malades. Quand on ne sera point en état d'avoir des Cordiaux, ce Syrop y suppléera. Lors même qu'il est composé d'excellent Vin , comme d'Alicante , de Bourgogne , ou autre , il est meilleur & plus agreable que le Syrop de Grenade.

FIN.

TABLE

DES MATIERES CONTENUES
dans ce Livre.

A

ABSYNTHE. (Quinteſſence d') Son
Uſage, ſes proprietez, dans quel-
les occaſions on s'en ſert, Pag. 42 & 43
Sa Doſe, 42
Maniere de s'en ſervir, 42 & 43
ALUN, Remede Specifique dans les He-
moragies, 76 & ſuiv.

B

BAUME DIURETIQUE de Parera Brava;
dans quelles Maladies il eſt utile, 72
& 73
Doſe & Maniere d'en uſer, 72
BOÜILLONS dans le commencement des
Fiévres, 9
Dans les Fievres Intermittentes, 23
Dans les Dyſenteries, Cours de Ventre,
& Flux de Sang, 54
Dans la Pleureſie, 69
Pour les Rhumes, & Toux violentes, 74
Dans les Hemoragies, 81

Boüillons pour les Pauvres, 91

C

Cataplasme dans la Pleuresie, fausse Pleuresie, & Inflammation de Poitrine, 19 & 66

Cocluche guerie par la Pierre de Porc préparée, 30

Colyre pour les yeux, dans la petite Verole, & dans la Rougeole, 17

Cordiaux, utiles dans le commencement des Fievres, 8

Dans la Pleuresie, 7

Cours de Ventre de differentes especes. Maniere de les traiter. Sont gueris par la Poudre Specifique, 51

D

Dysenteries. Maniere de les traiter. Gueries par la Poudre Specifique, 51

E

Ecroüelles. Manieres de les traiter. Gueries par un Remede Specifique, 84

Elixir Theriacal. Dans quelles Maladies il est utile, 40 & 41

Dose & maniere de le donner, 41

Enfants en charte, & tourmentez de Vers. Maniere de les traiter. Gueris par la Pierre de Porc préparée, 28 & 29

Essences. Manieres de les donner, 49 & 50

DES MATIERES.

F

FIEVRES ardentes, continues, ou double tierces continues. Methode à observer dans leurs commencements, &
dans leurs cours,   7 *& suiv.*
     Gueries par la Pierre de Porc,   10
     & suivantes.

FIEVRES malignes, pestilentielles & pourpreuses. Maniere de les traiter. Gueries
par la Pierre de Porc,   13 *& suiv.*

FIEVRES rouges. Maniere de les traiter.
     Gueries par la Pierre de Porc,   16
     & suivantes.

FIEVRES Intermittentes. Maniere de les
traiter dans leur commencement & dans
leur cours. Gueries par la Pierre de Porc,
21
     Gueries par la Poudre Febrifuge Pur-
     gative,   58

FLUX DE SANG. Maniere de les traiter.
   Gueris par la Poudre Specifique,   51
     Differents Cordiaux,   55

FUME'E DU TABAC, dans quelles Maladies
elle est utile,   90

H

HEMORAGIES. Maniere de les traiter.
     Gueries par les Pilulles d'Alun, 76
& suiv.

HYDROPISIE naissante. Maniere de la trai-

ter. Guerie par la Pierre de Porc préparée, 26

I

JAUNISSE. Maniere de la traiter. Guerie
par la Pierre de Porc préparée, 26

INFLAMMATION DE POITRINE. Maniere de la traiter. Guerie par la Pierre de
Porc préparée, 18 *& suiv.*

L

LAVEMENT rafraichissant & purgatif,
dans les Fievres, 7

LAVEMENTS pour les Pauvres, 97

LINIMENT dans les Pleuresies, 20

O

OR POTABLE. Son usage. Dans quelles Maladies il est utile, 26,
47 *&* 48.

   Ses Proprietez, 47

   Manieres d'en user, 47 & 48

   Differentes Doses, 47 *&* 48

   Préservatif contre le mauvais air, 49

P

PASLES-COULEURS. Methode pour les
traiter. Gueries par la Pierre de Porc
préparée, 26

PALPITATIONS DE COEUR, gueries par
la Pierre de Porc préparée, 26

PANADES pour les Pauvres, 93

PETITE VEROLE. Maniere de la traiter.
Guerie par la Pierre de Porc, 15

DES MATIERES.

PIERRE DE PORC. Son origine & ses Vertus,   1 *& suivantes.*

Ses differentes Préparations,   16

Dose & Maniere de la prendre,   11

Utile dans la Petite Verole,   15

Dans les Fiévres Quartes,   21 *& suiv.*

Dans les Doubles Quartes,   22

Dans les Fiévres Tierces,   23

Dans les Doubles-Tierces & Quotidiennes,   23

PILULLES PURGATIVES, utiles dans le commencement des Fiévres,   9

Dans les Fiévres Ardentes continues, & Double-Tierces continues,   12

Dans la Petite Verole, & dans la Rougeole,   18

Dans la Pleuresie, *&c.*   20

PILULLES PURGATIVES, jointes à l'usage de la Poudre Vomitive,   36

Dans quelles Maladies utiles,   37

Dose & maniere de les prendre,   38

Ce qu'il en faut faire étant gardées,   38

Conduite à observer en les prenant, & aprés les avoir prises,   38

Précaution pour les donner,   39

Maniere d'en regler le Poids & les Doses,   39

Maniere de les prendre par précaution,   40

Utiles aux Gouteux, & dans les Coliques Nephretiques, 40

PILULLES D'ALUN ; Remede Spec'fique dans les Hemoragies, 76 & suiv.

Dose, Maniere de les prendre, & leurs Effets, 38 & suiv.

PLEURESIE & FAUSSE PLEURESIE. Maniere de les traiter. Gueries par la Pierre de Porc, 18 & suiv.

Gueries par la Poudre Sudorifique, 65 & suivante.

POMADE dans la Petite Verole, & Rougeole, 18

POTAGES pour les Pauvres, 92

POTION CORDIALE dans les Fiévres Malignes, 13

Dans la Rougeole & la Petite Verole, 15

POUDRE VOMITIVE utile dans les Fiévres Malignes, 14

Dans la Pleuresie, 21

Dans quelles Maladies utile, & ses Effets, 31, 33, 35 & 36

Maniere de la prendre, 32

Sa Dose, 33

Methode particuliere pour la donner, 34

Maniere de l'infuser, 35

Son utilité pour les Pauvres, 36

Avertissement aux Malades qui la prennent, 36

Boissons

DES MATIERES.

Boissons aprés l'avoir prise, 36
Donnée en Lavement, 37
Utile dans les Flux de Sang, Cours de Ventre, & Dysenteries, 56
Dans le commencement des Fiévres, 9
Utile dans le commencement des Fiévres Intermittentes, 58
Dans la Pleuresie, 68
Dans la Verole, 85
Dans l'Epilepsie, 36
POUDRE FEBRIFUGE PURGATIVE ; utile dans les Fiévres Intermittentes, 22, 23 & 58
Dans les Pâles-Couleurs, Jaunisse, & Hydropisie naissante, 26
Maniere de la donner, 59 & 60
Sa Dose, 60
Dans quelles Maladies utile, 63
Dans les Pleuresies, 68
Dans la Verole, 86
On la joint à l'usage du Baume de Parera Brava, 72
POUDRE SPECIFIQUE contre les Flux de Sang, &c. Son Usage, 51
Dans quelles Maladies utile, 51 & 52
Maniére de la donner, 52
Doses, 53
Avertissement sur ses Effets, 56
Donnée aux Enfants en Chartte, 30
POUDRE DE CORAIL ANODINE, de

même uſage, & de même Proprieté que
la Teinture. Sa Doſe,   45 & 46
POUDRE SUDORIFIQUE ; utile dans les
Pleureſies, & ſa Doſe,   65
    Manieres differentes de la donner, 66
    Donnée dans les Fiévres,   69 & 70
    Elle ſert de Contrepoiſon, 70 & 71

Q

QUINQUINA, joint à la Pierre de Porc
dans les Fiévres Intermittentes, 24
    Joint à l'uſage de la Poudre Febrifuge
      Purgative,   61
    Doſe du Quinquina,   61
    Maniere de le prendre compoſé, 61
    Avertiſſement aux Malades qui le
      prennent,   62

R

REGIMES à garder dans la Petite Verole
& Rougeole,   16
    Dans la Pleureſie,   20 & 69
    Dans les Fiévres Intermittentes, 23,
      25, 62 & 63.
    Dans les Pâles-Couleurs, Palpitations
      de Cœur, Jauniſſe & Hydropiſie
      naiſſante,   27
    Pour les Enfants en Chartre, 29
    Dans les Dyſenteries, &c. 54 & 55
    Pour les Hydropiques,   75
    Dans les Hemoragies,   81
    Dans la Verole,   87 & ſuiv.

DES MATIERES.

Rougeole. Methode à obſerver dans ſon commencement & dans ſon cours. Elle eſt guerie par la Pierre de Porc, 15

S

Saigne'e du Bras; utile dans le commencement des Fiévres, 7
  Dans la Pleureſie, 18
  Dans les Fiévres Intermittentes, 21
Saigne'e du pied utile dans les Tranſports, 8
Sudorifiques, leurs Vertus, 4
Suppositoires d'Alun, 80
Syrop de Vin Cordial. Maniere de le clarifier & d'en uſer, 98

T

Teinture de Corail Anodine, utile dans les Fiévres Continues, 14
  Son Uſage, & à quelles Maladies elle convient, 43 *& ſuiv.*
  Doſe & Maniere de la donner, 43 *& ſuiv.*
  Avertiſſement pour ceux qui en uſent, 44
  Elle n'empêche poinr les autres ſecours, 44 *&* 45
  On l'ajoûte à l'uſage de la Poudre Specifique, 53
  A l'uſage du Baume de Parera-Brava, 74
  Elle eſt utile dans la Petite Verole, &

TABLE DES MATIERES.

dans la Rougeole, 17

Dans la Pleuresie, 19

THERIAQUE, utile dans les Flux de Sang, 55

TESTE (Maux de) Gueris par la Pierre de Porc, 26

TISANES dans les Fiévres Malignes, 13

Dans la Rougeole & Petite Verole, 17

Dans les Pleuresies, 19

Dans les Fiévres Intermittentes, 23 & 63

Dans les Pâles-Couleurs, Jaunisse & Hydropisie naissante, 27

Pour les Enfants en Charte, 29

Dans les Flux de Sang, 55

Elle est utile dans le commencement des Fiévres, 8

TISANE contre les Hemoragies, 83

TISANE contre la Verole, 85

Sa Dose, 86

En quelles Maladies elle est utile, 89 & 90

TISANES pour les Pauvres, 94

TISANE de Quinquina, 96

Maniere d'en user, 97

Elle est utile dans les Fiévres Malignes, 14

V

VEROLE guerie par un Remede Specifique, 84

Maniere de la traiter, 85 & suiv.

Fin de la Table des Matieres.

TABLE

DES ARTICLES CONTENUS
dans ce Livre.

Methode pour toutes les *FIEVRES Malignes*, *Ardentes*, *Continues*, *Double Tierces Continues*, *Intermittentes*, & autres *Maladies*, par l'usage de la *Pierre de Porc*,   **Pag. 1**

Methode à observer dans le commencement des **FIEVRES**,   **7**

Methode pour donner la **PIERRE DE PORC** *dans les Fiévres ardentes, continues, & double-tierces continues,*   **10**

Methode pour donner la **PIERRE DE PORC**, *dans les Fiévres malignes, pestilentielles & pourpreuses,*   **13**

Methode pour donner la **PIERRE DE PORC**, *dans la Petite Verole, & dans la Rougeole,*   **15**

Methode pour donner la **PIERRE DE PORC**, *dans les Pleuresies & fausses Pleuresies, dans les Fluxions & Inflammations de Poitrine,*   **18**

Maniere pour donner la **PIERRE DE**

TABLE

PORC, dans toutes les Fievres Intermittentes, 21

Methode pour donner la PIERRE DE PORC PREPARE'E, dans les Pâles-Couleurs, les Palpitations de Cœur, les Maux de Teste, la Jauniffe, & l'Hydropifie naiffante, 26

Methode pour donner la PIERRE DE PORC PREPARE'E, aux Enfants en charte, & à ceux qui font tourmentez de Vers, 28

Ufage de la POUDRE VOMITIVE, 31

Ufage des PILULLES PURGATIVES, 37

Ufage de l'ELIXIR THERIACAL, 40

Ufage de la QUINTESSENCE D'ABSYNTHE, 42

Ufage de la TEINTURE DE CORAIL Anodine, 45

Ufage de la POUDRE DE CORAIL Anodine, 45

Ufage de l'OR POTABLE, 46

Ufage de la POUDRE SPECIFIQUE, contre les diffrentes efpeces de Cours de Ventre, les Flux de Sang, & la Dyfenterie, 51

Maniere de donner la POUDRE FEBRIFUGE PURGATIVE, dans toutes les Fievres Intermittentes, fi-toft qu'elles fe font declarées, 58

Ufage du QUINQUINA Compofé, 61

DES ARTICLES.

Usages divers de la POUDRE FEBRIFU-
GE PURGATIVE, 63

Usage de la POUDRE SUDORIFIQUE,
dans la Pleuresie & fausse Pleuresie, 65

Usage du BAUME DIURETIQUE, fait
avec la Racine de Parera Brava, 72

Usage des PILULLES D'ALUN contre
les Hemoragies, 76

Usage de l'ALUN, dans les Hemoragies, 78

Tisane contre les HEMORAGIES, 83

Usage d'un Remede Specifique pour guerir la
VEROLE, les vieux Ulceres, les Écrouelles
naissantes, la Galle inveterée, & toutes les
Maladies rebelles entretenues par la corruption de la masse du Sang, 84

Usage de la TISANE, 86

Memoire de BOUILLONS, de Potages,
de Panades, de Tisanes, & de Lavements, pour les Soldats & les Pauvres de la
Campagne, 91

Tisanes differentes, 94

Tisane de QUINQUINA, 96

Lavements, 97

Syrop de Vin Cordial, 98

Fin de la Table des Articles.